从弗洛伊德到百忧解

精神病学的历史

SHRINKS

THE UNTOLD STORY OF PSYCHIATRY

JEFFREY A. LIEBERMAN
OGI OGAS

[美国] 杰弗里·A. 利伯曼 [美国] 奥吉·奥加斯 ——— 著　胡敏 ——— 译

译林出版社

图书在版编目（CIP）数据

从弗洛伊德到百忧解 ：精神病学的历史 / （美）杰弗里·A. 利伯曼 (Jeffrey A. Lieberman), （美）奥吉·奥加斯 (Ogi Ogas) 著 ; 胡敏译. -- 南京 : 译林出版社, 2025. 8. --（医学人文丛书 / 梁贵柏主编）.
ISBN 978-7-5753-0612-6

Ⅰ. R749-091

中国国家版本馆 CIP 数据核字第 2025NJ1795 号

著作权合同登记号　图字：10-2023-285号

从弗洛伊德到百忧解：精神病学的历史　［美国］杰弗里·A. 利伯曼　［美国］奥吉·奥加斯／著
胡　敏／译

责任编辑　朱雪婷
装帧设计　尚燕平
校　　对　戴小娥
责任印制　单　莉

原文出版　Hachette Book Group, Inc., 2015
出版发行　译林出版社
地　　址　南京市湖南路 1 号 A 楼
邮　　箱　yilin@yilin.com
网　　址　www.yilin.com
市场热线　025-86633278
排　　版　南京展望文化发展有限公司
印　　刷　苏州市越洋印刷有限公司
开　　本　850 毫米 ×1168 毫米　1/32
印　　张　10.5
插　　页　4
版　　次　2025 年 8 月第 1 版
印　　次　2025 年 8 月第 1 次印刷
书　　号　ISBN 978-7-5753-0612-6
定　　价　78.00 元

献给激励着我的父母霍华德和露丝，

献给支持着我的妻子罗斯玛丽和儿子乔纳森与杰里米，

以及指引着我的患者们。

免责声明

为了保护患者的隐私，我在本书中更改了患者的姓名和身份信息；在某些情况下，我将多名患者的信息合并到一名患者身上。许多人在精神病学的发展中发挥了重要作用。为了便于阅读，我选择突出一些我认为足以代表其时代和专业的关键人物。这不应该被理解为忽视或贬低没有具体提到名字的其他同时代人物的成就。最后，与学术界的惯例相反，我避免在引文中使用省略号或括号，以免打断故事的叙述流，但我已经确保任何多余或遗漏的字词都没有改变说话者或作者的原意。引用的来源都列在“文献来源和补充阅读”部分，原始版本的引用可以在以下网址上找到：www.jeffreyliebermanmd.com。

目录

头脑比天空辽阔
因为把它们放在一起
一个能包含另一个
轻易，而且还能容你

头脑比海洋更深
因为，对比它们，蓝对蓝
一个能吸收另一个
像水桶，也像海绵

头脑和上帝相等
因为，称一称，一磅[1]对一磅
如果有区别
就像音节，不同于音响

——艾米莉·狄金森[2]

1 1磅约等于0.45千克。——译注。（除特别标注外，本书页下注均为译注，后文不再一一标明。）

2 艾米莉·狄金森（Emily Dickinson），美国著名诗人，代表作有《云暗》《逃亡》等。

引言　埃琳娜出了什么问题？

任何去看精神科医生[1]的人都应该检查一下脑子。

——塞缪尔·戈尔德温[2]

几年前，一位大名人——我们暂且称之为康威先生——不情愿 3
地带着22岁的女儿埃琳娜来见我。康威先生解释说，埃琳娜的成绩不知为何突然下降，所以她从耶鲁大学休学了。康威夫人点头称是，补充说埃琳娜的懈怠源于“缺乏动力、不自信”。

为应对女儿面临的问题，康威夫妇雇了一大批激励专家、人生教练和家庭教师。尽管配备了昂贵的顾问团队，但埃琳娜的行为还是没有改善。事实上，一位家庭教师甚至主动提出（考虑到康威先生的名

1 在本书中，psychiatrist 译为“精神科医生”或“精神病学家”，shrink 则译为“精神病医生”，以区分二者的语体色彩。英文中 shrink 一词是对 psychiatrist 的俚语称呼。此外，psychosis 译为“精神病”，antipsychotic drugs/medication (s) 译为“抗精神病药物”，而 mental illness 译为“精神疾病”，mental disorder 译为“精神障碍”，psychopharmaceutical (drug) 译为“精神药物”。

2 塞缪尔·戈尔德温（Samuel Goldwyn），美国电影制片人，电影工业的先驱之一。

人身份，他犹豫再三）“埃琳娜有问题”。康威夫妇认为这位教师的担忧只是为了掩饰自己的无能，于是继续找法子帮女儿“摆脱郁闷”。

他们转向自然疗法和冥想，但这些方法也不奏效，于是又花大价钱试了催眠和针灸疗法。事实上，他们一直竭力避免去精神科看看，直到发生了“那件事”。

在乘坐纽约地铁前往上城区与母亲共进午餐的路上，一名身着假鳄鱼皮夹克的秃顶中年男子贸然与埃琳娜搭讪，接着诱使她下了
4 地铁。埃琳娜没有知会母亲就放弃了午餐的约定，跟随他去了下东区的破旧地下室公寓。当男人正在厨房为埃琳娜准备酒水的时候，她终于接了母亲的电话，电话那头的母亲都快急疯了。

得知埃琳娜在哪里后，康威夫人用快捷键拨通了警察的电话。警方迅速赶到，把埃琳娜带回父母身边。埃琳娜没有抗拒母亲的突然干预；实际上，她似乎对这件事无动于衷。

康威夫妇很爱女儿，由衷地担心她的健康，这一点在他们来我在曼哈顿的办公室讲述这些事时显而易见。作为两个儿子的父亲，我能够很容易地理解他们的担忧——怕什么事会发生在女儿身上。撇开担心不谈，他们还明确表示对是否需要我的服务存有疑虑。康威先生一落座，第一句话就是：“我得告诉你，我真不觉得她需要看精神病医生。”

我所投身的职业仍然是医学里最不受信任、最令人恐惧、最受诋毁的专业。没有反心脏病学运动呼吁消灭心脏病医生，也没有反肿瘤学运动抗议癌症治疗，可反精神病学运动声势浩大，要求减少、限制，甚至剿除精神病医生。身为哥伦比亚大学精神病

学系主任和纽约长老会医院哥伦比亚大学医学中心首席精神科医生，我每周都会收到充斥着尖锐批评的电子邮件：

“你们伪造诊断，只是为了让大型药企牟利。”

“你们把完全正常的行为称作疾病，就是为了合理化你们的存在。”

“精神障碍完全是无稽之谈，那叫多元心态。”

“你们这些江湖郎中根本不知道自己在干什么。但我敢肯定： 5
你们的药会摧毁人的大脑。”

这些怀疑派人士不会指望用精神病学来**解决**精神健康问题，他们认为精神病学**本身**就是精神健康问题。世界各地的人都对“精神病医生”（shrink，这是我这个行业中最常见的贬称）满腹狐疑，觉得我们不过是自以为是的庸医。

我对康威夫妇的怀疑不以为意，并开始对埃琳娜进行评估。我询问了她的病史，还问了她父母一些关于她的履历和医疗的细节。我了解到，埃琳娜是康威家四个孩子里年龄最大、最聪明，看起来潜力最大的那个。她的父母伤感地告诉我，埃琳娜的生活一直顺风顺水，直到在耶鲁大学读大二那年。

大一的时候，埃琳娜开朗、合群，受人欢迎。几个月内，埃琳娜慢慢不再同朋友和父母讨论联谊会以及中意的男孩子。她开始奉行严格的素食主义饮食，还痴迷于卡巴拉教[1]，坚信其中的秘密符号能带她了解宇宙。她时常逃课，成绩一落千丈。

1　卡巴拉教，犹太神秘主义教派，最初出现于12—13世纪的普罗旺斯和西班牙北部，其信徒奉行冥想与苦行的生活方式。

起初，埃琳娜的父母并不担心这些变化。“孩子们需要空间来探寻自我。”康威夫人说。“我在她这个年纪也是按自己的节奏走的。”康威先生对此表示赞同。但接到耶鲁大学健康服务部打来的电话后，埃琳娜的父母终于开始担心了。

埃琳娜指控联谊会的女孩取笑她，还偷了她的一只金手镯。但学校管理人员询问埃琳娜所在联谊会的姐妹时，她们否认有任何霸凌行为，坚称从未见过那只手镯。不过，她们倒是**注意到**埃琳娜的行为愈发奇怪。有位教授甚至因为埃琳娜对一道试题的回答感到
6 担忧。考题要求阐述詹姆斯·乔伊斯[1]的意识流技巧，埃琳娜答道，乔伊斯的文学风格是“一种向特定读者传达特殊信息的代码，通过宇宙的精神力量将智慧植入他们的头脑”。

之后，康威夫妇让埃琳娜休学了，开始给她安排私人教练和新时代的种种疗法，直到后来有位朋友推荐了曼哈顿的一位著名心理治疗师。这位社会工作者因推崇绝对非医学的精神疾病理论模式而闻名，她将心理问题称为“精神路障”（mental roadblocks）。治疗中，她倾向于使用一种自创的对抗性谈话疗法。她对埃琳娜的诊断是“自尊心失调”，随后开启了一系列昂贵的疗程，一周两次，以帮助埃琳娜移除路障。

持续了整整一年的对抗性疗法并没有带来任何进展。康威夫妇又找了一位整体治疗师[2]。他给埃琳娜开了通便、素食和冥想的方

---

1 詹姆斯·乔伊斯（James Joyce），爱尔兰作家、诗人，代表作有《尤利西斯》《都柏林人》等，其作品对世界文坛影响巨大。

2 整体治疗师将患者视为一个整体，综合使用生理、心理、情感、人际、灵性等多方面的方法来恢复患者的健康。

子。尽管他的努力创意十足，但埃琳娜还是情感疏离、精神混乱。

后来就发生了陌生的猥琐男子诱拐未遂的事件，这逼得康威夫妇不得不正视糟心的事实：女儿似乎对跟好色之徒回家的危险毫无察觉。此时，心急如焚的家庭医生恳求道：“看在上帝的分上，带她去看真正的医生吧！”随后，他们找到了我。

与埃琳娜的父母结束面谈后，我请求同他们的女儿私下交谈。他们离开了办公室，我独自与埃琳娜待在一起。她身材高挑，苗条，皮肤苍白，金色长发缠在一起，很久没有洗过了。之前，当我和她父母交谈时，她在走神，像一只懒散的猫。现在我直接与她交谈，她的目光随意地四处游荡，好像觉得天花板上的电灯比眼前问话的人更值得关注。

我不觉得受到了忽视，反而发自内心地担忧起来。我很熟悉这 7
种空洞而漫不经心的凝视，一位同事称之为“注意力分散”。这表明埃琳娜关注的是脑海中的事，而不是房间里正在发生的事。思忖着埃琳娜注意力分散的情况，我问她感觉如何。她指向我办公桌上一张我妻子和孩子的照片。“我认识他们。”她的声音柔和又单调，像吊扇发出的嗡嗡声一样。我问她怎么会认识他们，她打断了我的话：“我得走了，我约了医生，要迟到了。”

我表示鼓励地笑了笑：“这就是你预约的会面，埃琳娜。我是利伯曼医生，你父母安排了这次会面，看看我是否能帮助你。”

“我没问题，”她淡淡地轻声答道，“我感觉很好，只是我的姐妹一直取笑我，还破坏我的艺术作品。”

我问起学校的情况，问她为什么休学，她突然说，她对学校不感兴趣了，她想探索神力的秘密源泉，拯救世界。她相信上帝在她父母的身体里安放了天使，以指引她完成这项神圣的使命。

“你的秘书也知道这件事。”埃琳娜补充说。

“你为什么这么认为？”

“我进来的时候，她朝我微笑了。那就是信号。”

精神科医生将这种妄想归类为“自恋型”（将随机外部事件与自己联系起来）和“夸大型”（赋予平凡的事件超凡的目的），称其为施耐德症状——以德国精神科医生库尔特·施耐德（Kurt Schneider）的名字命名，他在20世纪40年代首次将其描述为精神疾病的特征性症状。初步看来，这一系列表现和行为强烈指向精神分裂症的诊断。这是最严重、最危险的精神疾病，也是我研究了三十年的疾病。

8 我害怕告诉康威夫妇这个消息，与此同时，我也感到震惊和悲伤：这个曾经活泼的女孩可能已经患上这种高度可治疗的疾病三年之久了，却一直在各种无用疗法间被推来搡去。更糟糕的是，因为竭力回避正规的精神疾病治疗，埃琳娜的父母将她暴露在真正的危险之下：首先，她可能因判断力受损而做出灾难性的决定。其次，现在我们知道，精神分裂症如果得不到治疗，还会逐渐导致不可逆的脑损伤，就像没有更换机油的汽车发动机一样。

我把康威夫妇请回办公室。康威夫人用手指敲着椅子，轻松地问道：“那么，您的结论是什么？”我告诉他们，只有经过进一步检查我才能完全确定，但看起来他们的女儿很可能患有精神分裂症，每一百人中约有一人患有这种脑部疾病。坏消息是，这种疾病严重、反复且无法治愈。好消息是，通过正确的治疗和持续的护理，她有很大机会康复，能过上相对正常的生活，甚至重返校园。我知道接下来的部分会比较棘手：我直视康威先生和康威夫人的眼睛，力劝他们即刻送女儿入院。

康威夫人大声喊叫，声音中尽是反对和难以置信。她的丈夫摇头表示反对，咆哮道：“她不需要**住院**，天啊。她只需要集中注意力，振作起来！”我坚持认为，埃琳娜需要持续的监护和治疗才能安全地恢复理智，并指出，如果不马上治疗，可能还会发生像地铁事件那样的危险情况。最后，他们缓和了态度，同意将她送入纽约长老会医院哥伦比亚大学医学中心的精神科病房。

我亲自监督了埃琳娜的治疗。我让人给她做了血液检查、脑电图、磁共振成像和神经心理评估，以排除病情的其他成因，然后开 9
了利培酮。这是一种高效的抗精神病药物，副作用较小。同时，在社会化小组中，治疗师帮助她提高社交技巧。认知疗法增强了她的注意力和专注力。日常生活技能指导培训帮助她改善了卫生和仪表。经过三周的药物治疗和特别护理，埃琳娜渐渐不再关注宇宙符号，她的天性开始显现出来：开朗，聪明，有一种俏皮的幽默感。她为近来的行为感到尴尬，强烈渴望重返校园，回到纽黑文的朋友们的身边。

埃琳娜的病情得到显著改善，这证明了现代精神病学的力量，我迫不及待想看到她与父母团聚。康威夫妇非常高兴能把女儿带回家，我甚至看到康威先生在送女儿接受治疗后第一次露出笑脸。

但当我们的治疗团队与康威夫妇会面，讨论埃琳娜的出院计划和后续门诊治疗时，他们不相信埃琳娜的显著改善是因为她接受的医学治疗。果然，几周后，门诊告诉我埃琳娜不来了。我联系了康威夫妇，恳求他们让埃琳娜继续接受治疗，我坚称，如果不治疗，她肯定会复发。二人虽然对我的帮助表示感谢，但断言他们知道怎么做对女儿是最好的，对女儿的治疗他们自有安排。

事实上，如果这种情况发生在 20 世纪 70 年代，康威夫妇对精神科医生的反感可能会激起我的同情，甚至共鸣。那时我还在医学院，治疗我的第一批病人。当时，所有主要的精神病学机构都被
10 意识形态和似是而非的科学所笼罩，陷入了伪医学的困境，一切要职均由弗洛伊德的信徒掌权。但康威夫妇为埃琳娜求医发生在 21 世纪。

今天的精神病学能够为精神疾病患者提供科学、人道且**有效**的治疗，这在精神病学漫长又臭名昭著的历史上还是头一遭。我在精神病学发生历史性转折的关头出任美国精神病学协会（American Psychiatric Association，简称 APA）主席。当我写下这些文字时，在科学无涯的荒野里经历了漫长的漂泊后，精神病学终于在医学界占得应有的地位。在新研究、新技术、新洞见的助力下，今天的精神病学不仅有能力从阴影中崛起，还有义务站起来，向世界展示它复活的光芒。

美国国家精神卫生研究所报告称，每四个人中就有一人患精神类疾病；比起其他任何一门医学专业，你更有可能需要精神病学的帮助。然而，和康威夫妇一样，有太多人蓄意回避这种已被证实可以缓解症状的疗法。不要误解我的意思，我第一个承认：在遍布

的对精神病学的污名中，有很多实属自食其果。如此多的人会尽其所能地避免去看精神病医生，这是有充分理由的。我认为，要让公众认识到精神病学已经摒弃黑暗，唯一的办法就是首先承认我们犯过的种种错误，毫无保留地分享我们是如何从不光彩的过往中走出来的。

这就是我写这本书的原因：秉笔直书精神病学史。骗子也好，江湖郎中也罢，所有让人不安的疗法、荒谬的理论，通通如实记录。真正的科学的胜利不多见，名副其实的精神病学英雄更是凤毛麟角，这种状况直到近些年才得到改善。诸如心脏病学、传染病学和肿瘤学等兄弟专业的历史多是记叙稳步的进展，不时伴随一些重 11
大突破，然而精神病学的故事则主要由错误的开端、长期的停滞以及前进两步后退一步的状况构成。

但精神病学的完整故事不只是一部满是稀奇错误的黑色喜剧。这也是一个侦探故事，有三个深刻的问题推动着剧情发展，它们困扰着、召唤着一代又一代的精神科医生：精神疾病是什么？它从哪里来？还有，对所有宣誓希波克拉底誓言的医学专业来说，最紧迫的问题是：我们如何**治疗**精神疾病？

从 19 世纪初到 21 世纪初，每一代新的精神病学侦探都挖掘出了新线索，错误地追逐着闪闪发光的红鲱鱼[1]，最终就精神疾病的基本性质得出了截然不同的结论，让精神病学在两种看似对立的观

1　红鲱鱼，意指误导性或转移注意力的信息或行为。1807 年，英国一名记者将媒体错误报道拿破仑战败的行为，比作用气味强烈的熏制红鲱鱼吸引追逐兔子的猎犬的注意力，这一比喻由此传开。

点间摇摆不定。钟摆的一端认为精神疾病是心理问题，另一端认为精神疾病是大脑问题。遗憾的是，没有哪个医学专业的基本假设经历过如此极端的波动，这种反复无常促成了精神病学“医学界害群之马”的名声，医生、患者嗤之以鼻。尽管有万般错误线索和死胡同，但精神病学的侦探故事最终走向了令人欣慰的结局，难以破解的谜团逐渐被阐明。

在本书中，你还会认识一些倒戈投敌之辈和卓识远见之人，他们勇敢地背离了当时的主流信念，为的是改变精神病学四面楚歌的境地。这些英雄高喊：精神病医生不是江湖郎中，而是一类独特的正经医生。

得益于这些开创性的胜利，今天的精神科医生终于明白治好精
12 神疾病需要同时拥抱心理和大脑。精神病学不同于其他医学专业，它超越了单纯的身体医学，触及关乎人的身份、目的和潜力的根本问题。它建立在一种全然独特的医患关系之上，因为精神科医生往往能了解到患者的私人世界和内心最深处的想法——他们最隐秘的耻辱和最珍贵的梦想。这种关系的亲密性使精神科医生对病人的福祉负有重大责任，一种他们常常没能履行好的责任——但现在的情况已经不再是这样了。现代精神科医生终于有办法帮我们摆脱精神混乱的迷宫，踏入清明、关怀与疗愈之地。世界需要一种有同情心的、科学的精神病学，我在这里告诉你，虽然没有太多的公开宣传，但这样的精神病学终于来临了。

我来和你分享分享，精神病学走到今天到底有多难……

第一部分

诊　断

具名以驯服。

——杰里米·谢尔曼[1]

1　杰里米·谢尔曼（Jeremy Sherman），美国社会科学作家、研究员。

第一章　医学的继子：催眠师、隔离医生和精神分析师

病态的思想比发热或肺病更能侵蚀肉体。

——居伊·德·莫泊桑

自然界的一切通过一种普遍的流体进行交流。神经是这种普遍磁性在身体中的最佳导体。触摸这些部位，你会立刻感到心情愉快，获得根治性疗愈。

——弗朗茨·梅斯默，《关于动物磁力发现的论文》

在空气和土壤中燃烧

阿比盖尔·艾伯克朗比再也无法否认：她有些不对劲，只是她 15
不知道问题在哪儿。1946 年，阿比盖尔在缅因州波特兰市的高级法院担任速记员，这份工作要求精神高度集中。直到最近，她还很享受这种挑战。但现在，她总是莫名其妙地分心。记录证词时她经常拼错单词，有时还会漏掉整个句子，这一切是因为她一直担心再

次“发作”。

阿比盖尔的发作始于两个月前，在她刚过完 26 岁生日后。第一次突然发作发生在一家拥挤的杂货店，当时她正在购物。毫无征兆地，她全身的感官瞬间进入高度警戒状态。她感觉好像无法呼
16 吸，心怦怦乱跳，就像要死一样。她赶紧去了医院，但医生检查后只是拍了拍她的手，告诉她一切都好。

但她知道有**哪儿**不对劲。接下来的一个月里，她又经历了两次突然发作，每次时长两三分钟。发作时，她的情绪仿佛失控了，心跳加速，内心充满了疯狂的恐惧。她开始怀疑……**如果医生说我的身体没问题，那么是不是我的脑子出了问题？**

人们如何知道，令人不安的精神状态是真正的医学异常，而不只是生活中正常的起起伏伏呢？我们如何判断自己或所关心的人是在遭受病态的精神状态的折磨，而不是精神敏感度和情绪的正常波动呢？换句话说，精神疾病究竟**是**什么？

肿瘤医生可以触摸到有弹性的肿瘤，肺病医生可以透过显微镜观察到肺炎链球菌，心脏病医生也能轻松找出阻塞动脉的黄色胆固醇斑块。相较之下，精神病学比其他医学专业更难提供切实的证据，连证明其诊治的疾病是否存在都是个难题。因此，精神病学往往易受稀奇甚至怪诞想法的影响——当人们迫切需要帮助时，什么样的解释他们都愿意听，什么样的希望他们都愿意抓住。阿比不知道该向谁求助，直到后来她在报纸上看到了一则报道。

文章吹捧了一种针对情绪问题的可观的新疗法，该疗法出自

由奥地利著名精神科医生威廉·赖希创立的生命能（orgone）研究所。赖希医生拥有来自顶尖医学机构的骄人资历。他接受过诺贝尔奖得主的指导，并在维也纳精神分析诊所担任副主任，师从最负盛
名的精神病学家西格蒙德·弗洛伊德。医学期刊对赖希的研究赞誉 17
有加，他还出过几本畅销书，而且——按他的说法——连阿尔伯特·爱因斯坦都为他治疗情绪问题的生命能疗法背书。

阿比希望这位医学界翘楚能够诊断她的病情，于是前往缅因州参观以赖希医生的研究命名的农庄奥根农（Orgonon）。为阿比看诊的是赖希医生本人，她高兴极了。赖希医生锐利的目光和高高的额头，还有额头上那缕不羁的头发，让阿比想起了 1927 年的电影《大都会》中制造女机器人的科学狂人。

“你了解生命能吗？”她坐下后，赖希医生问她。

阿比摇了摇头。赖希医生解释说，生命能是一种连接自然界
所有元素的隐藏能量，所有精神疾病都源于生命能受到约束，她 18
的病情也不例外。“这不是理论，生命能切实在空气和土壤中燃烧着。”赖希医生揉搓着手指，强调道。根据赖希医生的说法，身体和精神健康取决于生命能的恰当配置，这一术语源自“有机体”（organism）和“性高潮”（orgasm）这两个单词。

阿比连连点头，这正是她一直在寻找的那种答案。赖希医生继续说：“你需要的是恢复身体中生命能的自然流动。幸运的是，有个办法可以做到这一点。你希望我开始治疗吗？”

“是的，医生。”

“请脱下衣物，只留内衣。”

阿比犹豫了一下。医患关系无不建立在信任的基础上。从皮肤上的斑点到肠道深处，我们允许医生任意检视我们的身体。但精神科医生与患者的关系要更深一层，因为我们同意医生审视我们的**思想**——我们的存在的核心。精神科医生要求我们揭示我们的想法和情感——坦白隐秘的欲望和令我们内疚的秘密。接受精神科医生治疗的假定前提是，和骨科医生、眼科医生一样，他知道自己在做什么。但精神科医生真的值得我们假定他们具备和其他医生相同的能力吗？

阿比犹豫了一会儿，但随后回想起赖希医生不俗的资历和医学背景，她便慢慢脱下了裙子，小心翼翼地叠好，放在桌子上。赖希示意她坐在一把大木椅子上。她紧张地坐下，凉凉的椅面让她光着的腿起了鸡皮疙瘩。

医生走近她，开始轻轻地触摸她的手臂和肩膀，然后将手移到
19 她的膝盖和大腿上，仿佛在检查肿瘤。“没错，这里和这里。你感觉到了吗？这些是你的生命能被阻塞的地方。请伸出你的手。”

她照做了。不打一声招呼，他迅速打了一下她的手臂，就在肘部上方，像打苍蝇一样。阿比惊呼出声，更多出于惊吓而非疼痛。赖希微笑着抬起手指。

“就是这里！你**释放**了锁在内部的能量！你难道没感觉到吗？”

接下来的六个月里，阿比每周都去一趟生命能研究所。有几次治疗时，赖希医生用了一种小黄铜望远镜模样的“生命能测定仪”（orgonoscope）来观察她体内生命能的流动。根据他的说法，这种能量呈明亮的铁蓝色。另一些时候，他让阿比脱到只着内衣，挤进

一个电话亭大小的箱子，在她脖子上挂一根橡胶软管。这个设备叫“生命能蓄能器”，可以放大阿比的生命能，并帮助减轻她的焦虑。 20

阿比心怀感激地接受了赖希医生的治疗。有这种经历的不止阿比一个。成千上万来自世界各地的人前来寻求赖希及其追随者的帮助。他的书被翻译成十几种语言，他的生命能蓄能器行销多国，他的理念影响了一代心理治疗师。他是那个时代最知名的精神科医生之一。但是，赖希和他的疗法值得阿比信任吗？

赖希声称他的生命能蓄能器可以治愈癌症后，美国食品药品监督管理局（FDA）于 1947 年进行了干预。他们很快得出结论：赖希的治疗设备和生命能理论是一场“惊天骗局”。一名法官颁布了一项针对所有生命能设备和相关广告的禁令。赖希备受打击，他真心相信生命能的力量。随着调查工作的深入，以前的亲信报告称，赖希的偏执和妄想愈演愈烈；他相信地球正遭受不明飞行物的攻击，还在夜间用头巾裹住脖子，腰间挂着左轮手枪，像边疆土匪一样在生命能研究所里游荡。后来在开庭审理非法出售生命能设备案期间，法官私下建议，赖希可能需要找一位精神科医生。陪审团认定赖希有罪，研究所被封，赖希入狱。1957 年，他因心脏衰竭在刘易斯堡联邦监狱去世。

我们不知道威廉·赖希的患者们得知赖希的疗法是胡说八道时到底是什么感受。但我不妨合理猜测一下。遗憾的是，与精神疾病相关的骗术时至今日仍然存在，我遇到的许多患者都接受过
21 世纪的江湖郎中的治疗。将你最私密的需求托付给医学专家， 21
结果他们用无能、欺骗或妄想背叛你的信任，生活中让人觉得如

此被践踏的事情并不多。一位女士发现女儿的那位魅力四溢的精神病医生为了一己私利试图操纵才12岁的她，挑拨她和家人反目，我想当时那位女士说的话也会激起阿比的共鸣："他是个彻头彻尾的骗子。但我们哪里会知道？我们需要帮助，他看起来又很正规。谁会知道呢？"

我出生时，威廉·赖希还在"行医"。作为精神科医生，赖希的故事的一个方面一直特别困扰我：精神病学界未能揭示自己的一员是个骗子。事实上，在公众看来，精神病学机构似乎经常对赖希荒谬的疗法表示赞同。为什么精神病学没能告诉亟需指导的公众，赖希的方法完全没有科学依据呢？

不幸的是，不靠谱的疗法向来靠近精神病学的主流，领先的精神病学机构经常支持那些就算不是一无是处，也十分可疑的方法。发人深省的真相是，威廉·赖希根本不是历史上的异类，而是医学最具争议的专业中一个令人不安的象征。

长期以来，精神病学试图帮助公众区分循证疗法和毫无根据的虚假疗法，但他们所做的努力不过杯水车薪，今天仍然如此。你也许好奇，成千上万的聪明人——教师、科学家、商人，以及法庭记录员——怎么可能会相信看不见的性高潮能量网络是精神健康的关键呢？然而，即便是现在，从专业精神科医生队伍里出来的江湖骗子仍然在无助、毫无戒备的患者身上招摇撞骗，而精神病学机构则袖手旁观。

22 丹尼尔·亚蒙是畅销书"改变你的大脑"系列的作者，公共广播电视公司（PBS）一档大脑相关节目的明星，可能也是最知名的在世精神科医生。琼·巴兹、里克·沃伦和比尔·科斯比[1]都对他赞不绝口，高端励志演讲家布伦登·伯查德曾经这样介绍亚蒙："他是全球头号神经科学家。"然而，亚蒙目前的名声完全建立在未经科学研究证实且被主流医学拒绝的虚假做法上。

亚蒙声称，通过观察脑部的单光子发射计算机断层扫描（SPECT）图像，他可以诊断精神疾病——比起现代精神病学，这种做法与基于颅骨隆起的颅相学倒是有更多共同之处。美国国家精神卫生研究所分子神经影像主任罗伯特·因尼斯博士断言："他的主张和做法毫无依据。"在他看来，"这种做法既不科学又不合理，就像使用未经批准的药物一样"。在2012年8月发表于《华盛顿邮报》的一篇文章中，宾夕法尼亚大学神经科学与社会中心主任玛莎·法拉博士更是直言不讳地称亚蒙的技术是"一个骗局"。亚蒙医生还倡导使用高压氧，宣传自有品牌的天然补充剂是"大脑增强剂"，而这些疗法也没有科学证据支持其有效性。

令人难以置信的是，目前的监管政策既阻止不了亚蒙之流兜售SPECT的谬论，也对奥兹医生[2]售卖可疑的膳食补充剂束手无策。即使美国精神病学协会理事会的每位成员都认为亚蒙的做法是医学骗局，他的行径仍然未受阻拦、未遭曝光。更让真正的精神保健医生沮丧的是，亚蒙厚颜无耻地声称，他的方法独一无二，发展缓慢

1 这三人分别是歌手、牧师兼作家、喜剧演员。

2 奥兹医生，即穆罕默德·奥兹（Mehmet Oz），美国著名心脏外科医生，电视媒体保健专家。

的主流精神病学难以望其项背，这就好比伯尼·麦道夫[1]嘲笑富达互惠基金回报率低。

23 和从前的威廉·赖希一样，丹尼尔·亚蒙也披着可信可敬的外衣，所以他的方法看似相当正规。如果你好奇，赖希的患者怎么会相信半裸着身子爬进奇怪的装置可以改善精神健康，那么你只要想想亚蒙的SPECT技术的说服力就知道了。它与生命能蓄能器惊人地相似：患者要接受放射性药物的注射，然后顺从地将头放入一个奇怪的伽马射线收集装置。SPECT的神秘光环和它许诺的先进科学，看起来就像铁蓝色的生命能一样令人惊叹和着迷。外行人怎么区分得了经科学证明的技术和凭借看似靠谱的奇想变戏法般地弄出来的技术？

当然，所有的医学专业在历史上都有过虚假理论、无效疗法，以及误人健康的庸医。不管是关节炎还是流感，放血、灌肠都曾经是包治百病的标准疗法。就在不久以前，治疗乳腺癌还是通过彻底的乳腺切除手术，这种手术会切除女性大部分胸部，甚至部分肋骨。即使在今天，FDA列出的常被吹捧的虚假癌症疗法也有187种之多。尽管对病毒性感冒并无作用，但抗生素被广泛应用于治疗感冒；同样，无用的关节镜手术常用于治疗膝关节炎。将虚假干细胞疗法应用于无法治愈的神经系统疾病（如渐冻症和脊髓损伤）是近期被《60分钟》[2]曝光的热点问题。治疗自闭症的虚假

1 伯尼·麦道夫（Bernie Madoff），美国金融罪犯，金融史上最大的庞氏骗局的始作俑者，诈骗金额超600亿美元。

2 《60分钟》，美国一档新闻节目，始于1968年，以深度调查、专业报道为特色。

方法屡见不鲜：维生素、保健品、膳食补充剂、干细胞注射、排毒，以及通过螯合疗法[1]清除体内重金属。患者们为了治病远渡重洋，不惜接受奇特、昂贵且毫无效果的治疗。聪明如史蒂文·乔
布斯，也容易被牵强附会的疗法影响，他推迟了胰腺癌的医学治 24
疗，转投“整体医学”，以致最终无力回天。

然而，精神病学鼓吹过的不正规疗法远多于其他医学专业，这很大程度上是因为，精神科医生也是不久前才对究竟什么是精神疾病达成一致意见。如果每位医生对疾病都有一套自己的定义，那么疗法就会像鞋子一样五花八门，每个季节都有新的颜色和风格……如果你不知道自己在治**什么**，那么治疗怎么可能有效呢？精神病学史上，许多知名人物——不是因其疗法的有效性——而是因其可疑性闻名于世，尽管他们的出发点是善意的，比如弗朗茨·梅斯默的“动物磁力”，本杰明·拉什的“胆汁药丸”和镇静椅，朱利叶斯·瓦格纳-尧雷格的疟疾疗法，曼弗雷德·萨克尔的胰岛素休克疗法，尼尔·麦克劳德的深度睡眠疗法，沃尔特·弗里曼的前脑叶白质切除术，梅兰妮·克莱茵的性取向转化疗法，以及 R. D. 莱恩的存在主义精神病学。

很遗憾，这种局面之所以形成，精神病学难辞其咎。当其他医学专业不断致力于延长寿命、改善生活质量、有效提升治疗效果时，精神病医生却经常被指责过度开药，过度将正常行为归于病

1　螯合疗法，通过静脉注射乙二胺四乙酸等螯合剂，使其与人体中的有害物质结合并以尿液形式排出体外的解毒方法。

态，还大谈特谈毫无意义的心理呓语。许多人怀疑，哪怕是21世纪最先进的精神疾病疗法，最终也许不过是赖希生命能理论的现代翻版，又一种虚假疗法罢了，无法帮助像阿比盖尔·艾伯克朗比和埃琳娜·康威这样真正患有疾病的人缓解痛苦。

然而我坚信，今天的精神病学可以帮助阿比和埃琳娜。我们可以自信地诊断出，阿比患有不伴广场恐惧的惊恐障碍，这是一种
25 与控制情感调节和战斗或逃跑反应的内侧颞叶和脑干神经结构功能失调相关的焦虑症。我们可以使用5-羟色胺再摄取抑制剂（SRIs）和认知行为疗法来治疗她的病。经过持续护理，阿比的预后会非常乐观，她有望过上病情得到控制的正常生活。

对埃琳娜初步的治疗效果很好，我相信如果她继续遵循医生的后续护理计划，她也会很好地恢复，重拾学业和从前的生活方式。

但是，如果现在我对阿比和埃琳娜的诊断这么有信心，那么以前的精神科医生为何会犯下如此严重的错误呢？要回答这个问题，我们必须回到两个多世纪前，回到精神病学作为独立学科的起源。因为自诞生的那一刻起，精神病学就是一个奇怪又任性的小孩儿，是医学的继子。

灵魂的医学

自古以来，医生们就知道大脑是控制思维和情感的核心地带。随便哪个身着长袍的医生都可以告诉你，如果颅骨内的灰粉色物质

受到重击，你可能会失明、胡言乱语，或者陷入墨菲斯[1]的昏睡之境。但在19世纪，欧洲的大学里，医学已然开始结合对患者异常行为的详细观察情况与死后的精细尸检。医生们透过显微镜观察已故患者的脑组织时，惊讶地发现精神疾病似乎可以分为两个不同的类别。

第一类是大脑有可见损伤的情况。在研究痴呆症患者的大脑 26
时，医生们注意到有些大脑看起来较小，上面还分布着深色的蛋白质块。还有医生观察到，那些突然四肢失能的患者，大脑中常常有凸起的阻塞物或红棕色的斑块（中风）；在其他情况下，他们还发现了亮闪闪的粉红色肿瘤。法国解剖学家保罗·布罗卡分析了两名口语词汇加起来不超过七个单词的男子（其中一个名叫Tan，因为他所有的交流都靠这个单词）的大脑。他发现二人左额叶的同一位置都发生过中风。渐渐地，许多疾病都与可识别的“病理特征”关联了起来，包括帕金森病、阿尔茨海默病、皮克病和亨廷顿病等。

然而，其他类精神疾病的患者，医生分析其大脑时未能检测到任何生理异常。没有病变，没有神经异常——这些患者的大脑与从未表现出行为功能障碍的人的大脑没有任何区别。这种神秘的情形构成了第二类精神疾病：精神病、狂躁症、恐惧症、忧郁症、强迫症和癔症。

一些精神疾病具有可识别的生物学基础，而其他则没有，这一发现导致了两个不同学科的建立。专门研究具有可观察的神经特征

1 墨菲斯，古希腊神话中的梦神，可使人入梦。

疾病的医生被称为**神经科医生**。那些处理不可见的心理疾病的医生被称为**精神科医生**。因此，精神病学起源于一门研究无明确生理原
27 因的疾病的医学专业。德国医生约翰·克里斯蒂安·赖尔于 1808 年首次创造了“精神病学”（psychiatry）一词，它的字面意思正是“治疗灵魂的医学”。

因为研究对象和存在理由都抽象又深奥，精神病学迅速成为诈骗和伪科学的沃土。想象一下，如果心脏病学一分为二：处理心脏**生理**问题的是“心脏病医生”，处理心脏**非生理**问题的叫“心灵病医生”。你觉得哪个专业更容易出现稀奇理论和欺诈行为呢？

神经性大脑和精神性灵魂之间的分裂像白令海峡一样，将医学实践的两块大陆分隔开来。接下来的两个世纪中，精神科医生一次又一次地宣告精神病学和神经病学关系密切、地位平等，然后又突然宣布割袍断义，坚称难以言喻的心理代表着更伟大的真相。

德国人弗朗茨·安东·梅斯默是最早尝试解释、治疗精神疾病的医生之一。18 世纪 70 年代，他反对当时盛行的从宗教和道德解释精神疾病的说法，支持生理学的解释，这使他成为按理说世界上第一位精神科医生。不幸的是，他提出的生理学解释是，精神疾病可以归因于“动物磁力学”——人体内成千上万的磁通道中流动着不可见的能量。

今天，现代人也许会本能地将这些磁通道想象成生物电冲动沿着突触传导的神经元网络，但在当时，神经元的发现，更不用说突触的发现，还在遥远的未来。在梅斯默的时代，动物磁力学的概念就像是今天有线电视新闻网（CNN）宣布我们可以使用传

送机从纽约瞬移到北京一样高深莫测和超前。

梅斯默认为，精神疾病是由动物磁力流动受阻引起的，这一 28
理论与一个半世纪后威廉·赖希提出的理论诡异地相似。梅斯默声称，消除阻碍就可以恢复健康。如果不能自然恢复，病人可以通过接触动物磁力的强大导体（如梅斯默本人）改善病情。

梅斯默声称，通过以正确方式触摸患者身体正确的部位——这里捏一下，那里摸一下，时而在耳边轻声细语，他可以恢复病人体内磁能的正常流动。这个治疗过程是为了产生梅斯默所谓的“危机”（crisis）。这个术语似乎很贴切。例如，治疗疯病需要诱导精神错乱的突然发作；治疗抑郁首先需要使病人产生自杀的想法。虽然这对外行人来说可能看似不合常理，但梅斯默宣称，他对磁疗的掌握炉火纯青，能可控地诱发危机，不会对患者造成危险。

以下文字描述了1779年梅斯默治疗一位患有肾结石的军医的情形：

> 梅斯默先生在房间里来回转了几圈，随后解开了病人的衬衣，稍稍后退，将手指放在患处。我的朋友感到一阵痒痛。梅斯默先生接着将手指垂直地移过腹部和胸部，疼痛紧紧地跟随手指移动。然后，他让病人伸出食指，并用自己的手指隔着三四步的距离指向病人的手指，这时我的朋友感到指尖上有一阵触电般的刺痛，痛感接着沿手指传向手掌。然后，梅斯默先
> 生让他在钢琴旁坐下。梅斯默刚开始弹奏，我朋友的情绪就受 29
> 了影响，他颤抖起来，呼吸急促，面色骤变，感觉自己被拉向

> 地板。考虑到病人的焦虑状态，梅斯默先生将他安置在沙发上，这样不容易摔倒，并叫了一名据说防磁的女佣进来。当女佣的手靠近我朋友的胸部时，一切骤然停止了，我的同事震惊地摸了摸腹部，检查起来。剧痛突然停止了。梅斯默先生告诉我们，猫猫狗狗也可以像女佣那样止住疼痛。

梅斯默多次发功用磁力神奇地“治愈”病人的故事，比如他治好了莫扎特家族的朋友弗兰齐斯卡·奥斯特林小姐，很快使他的名声传遍欧洲。梅斯默甚至受邀在巴伐利亚科学和人文学院面前，就天主教神父约翰·约瑟夫·加斯纳的驱魔活动发表意见。让一个自欺欺人的信仰治疗师去解释另一位同行的疗法，这实在是太具讽刺性了。梅斯默应付自如地说道，虽然加斯纳的宗教信仰很虔诚，他的驱魔活动也的确有效，但这都是因为这位神父具有高强的动物磁力。

后来，梅斯默去了巴黎。在那里，这位信奉平等主义的医生用所谓的动物磁力给富裕的贵族和平民治病。梅斯默的名声越来越大，路易十六国王于是任命了一个科学委员会来调查梅斯默的疗法，委员会成员包括来访的美国科学家、外交家本杰明·富兰克林。该委员会最终发表了一份报告，揭示出梅斯默和其他动物磁力实践者的方法纯粹是想象的真相。不过，富兰克林睿智地观察到：
30 “有人认为这份报告将为梅斯默主义画上句号。但轻信骗术的事在这个世界上多的是，如此荒谬的欺骗行径实则由来已久。”

强有力的证据表明，梅斯默确实相信超自然磁通道的存在。临终卧于病榻之际，梅斯默把医生赶走，反复尝试用动物磁力给自己治病——但毫无效果。他于1815年去世。

尽管梅斯默的虚假理论没有延续到20世纪，但从某个重要方面来看，他是精神病学的先驱。在梅斯默之前，医生普遍认为精神疾病出于道德原因——该观点认为，精神错乱的人**选择**以不体面、野兽般的方式行事；或者至少，他们是为先前犯下的罪行付出代价。另一个普遍的医学观点认为，疯子天生就是疯子，是由自然或上帝之手设计的，因此没有治疗的希望。

相比之下，梅斯默关于看不见的过程的奇特理论实际上非常具有解放性。他反对有人天生患有精神疾病的决定论观点，也反对精神疾病预示着某种道德堕落的伪善观念。反之，他认为精神疾病是生理机制紊乱的结果，可以通过医学手段治疗。精神科医生、医学史家亨利·埃伦伯格认为梅斯默是史上第一位**心理动力学**精神科医生，他将精神疾病概念化为内在心理过程的结果。

对心理动力学精神科医生来说，心灵比大脑重要，心理学比生物学重要。精神疾病的心理动力学方法将深刻影响欧洲精神病学，并最终演变成美国精神病学的核心学说。事实上，接下来的两个世纪中，精神病学在心理动力学观念和与之相反的**生物学** 31
观念之间摇摆不定，后者认为精神疾病是由大脑生理运转中断引起的。

梅斯默之后，第一代接纳“精神科医生”这一名称的医生探索了心理的其他玄奥过程。早期的精神科医生有时被称为自然哲学家，他们借鉴了欧洲文艺浪漫主义运动的思想，探寻了人性中非理性的隐秘力量，常常相信超然精神的力量和情绪的内在价值。他们反对科学实验和直接临床经验，更青睐直觉，并不总是明确划定精神疾病和精神健康的界限。他们通常认为，发疯是因为正常心智屈从于不朽灵魂而产生的心神激荡。

早期精神病学的浪漫主义思想的高度在1845年的德国教科书《医学心理学原理》中得到了体现。这本书由名叫恩斯特·冯·费胥特斯勒本的医生、诗人兼哲学家所著，他认为“人类研究和知识的所有分支自然地彼此交融”。费胥特斯勒本的这本书太过紧俏，以至出版商召回了免费提供给大学和医生的样书，以便将其转交给书商。

可想而知，对那些受到内心声音侵扰或被抑郁所困的个体来说，基于直觉和诗意的精神病学缓解不了他们的痛苦。医生们逐渐开始意识到，把关注点放在雾里看花的“心灵”中藏着的不可观察的过程并没有产生持久的变化，甚至对病情严重的患者没有带来任何变化。在心灵哲学迷雾茫茫的大海上航行了几十载之后，一批
32 新生代精神科医生开始意识到，这种方法导致他们在学问上与其他医学专业渐行渐远。这些反对派医生常以尖锐的口吻谴责浪漫主义心理动力学，指责自然哲学家们“完全脱离实际生活”，一心扑在“神秘、先验的推测中”。

到了19世纪中期，新一代的精神科医生勇敢地试图弥合精神病学与它越来越受尊敬的连体兄弟神经病学之间日益扩大的鸿沟。这是**生物精神病学**的第一波浪潮，其核心理念是精神疾病可

归因于大脑中可识别的生理异常。名叫威廉·格里辛格的德国精神科医生领导了该运动，他自信地断言：“有关精神错乱的所有诗意和理想化的概念都是毫无价值的。”格里辛格曾在备受尊敬的德国病理学家约翰·舍恩莱因门下接受医学训练。舍恩莱因坚持认为诊断应依赖两项具体的数据：（1）生理检查，（2）对体液和组织的实验室分析。他由此为内科建立起科学上的可信度，并闻名于世。

格里辛格试图为精神疾病的诊断建立相同的经验主义基础。他系统地记录了精神疾病患者的症状，然后在病人去世后对其大脑进行病理分析。他利用这项研究创建了应用于在世患者的实验室测试，并制定了一项结构化访谈和一项生理检查。这二者可与实验室测试结合起来，共同用于诊断精神疾病——或者至少说，这是他希望实现的目标。

1867 年，格里辛格在自创新刊《精神病学与神经疾病档案》首期中宣布：“精神病学与其他医学领域的关系经历了一次转变。[33]转变主要在于认识到所谓的‘精神疾病’患者实际上是患有神经和大脑疾病的个体。因此，精神病学必须摆脱行会的封闭状态，成为医学界一般医学的组成部分。”

格里辛格就此宣布的生物精神病学原则启发了一群新的精神病学先驱，他们相信，精神疾病的关键不在于虚幻的灵魂或不可察觉的磁通道，而在于大脑柔软湿润的组织之中。他们的工作催生了大量依赖死后脑显微检查结果的精神病学研究。受过解剖学训练的精神科医生将大脑病理学与临床疾病联系起来。（阿洛伊斯·阿尔茨海默发现了老年痴呆症的标志性的“淀粉样蛋白斑块[1]和神经元纤维缠结”，他是一位精神病学家。）基于大脑的精神疾病新理论横空出世，比如有医生提出，癔症、狂躁症和精神错乱是由兴奋过度的神经元引起的。

这些进展可能会让你觉得，生物精神病学家终于将他们的专业置于科学的基石之上。毕竟，大脑本身肯定有精神疾病的**一些**可识别的生理基础，对吧？然而，第一代生物精神病学家的研究最终像罗马烟花一样升上天空，而后默然无声地熄灭了。除了对神经病学做出了重要贡献，19 世纪的生物精神病学理论没有找到任何物证（阿尔茨海默病的标志病理学除外），没有带来任何精神病学的突破，也没有任何最终被证明是正确的理论。生物精神病学家再怎么仔细研究大脑裂纹、脑回和脑叶，再怎么细致检查神经组织玻片，
34 也找不到任何能指向精神疾病的具体而一致的异常。

尽管格里辛格的初衷是崇高的，但《精神病学与神经疾病档案》的读者对精神疾病的认识并不比梅斯默《关于动物磁力发现的论文》的读者来得深入。不管你认为精神疾病的根源是磁通道、人的心灵还是过度兴奋的神经元，你都会发现，在 19 世纪 80 年代，你找不到任何经验证据来支持你的观点。尽管脑研究使 19 世纪的许多医生晋升为教授，但它并没有催生任何深刻的发现，也没有带来任何有效缓解精神疾病的疗法。

---

1 淀粉样蛋白斑块，又称老年斑或神经炎性斑，是指在大脑灰质中，处在细胞外的 β 淀粉样蛋白沉积物。

随着1900年的临近，概念的钟摆再次开始摆动。精神科医生对生物学方向同僚无果的努力感到沮丧。一位著名医生把生物精神病学称为“脑神话”，而伟大的德国精神病医生埃米尔·克雷佩林（我们下文还会谈到他）则将其称为“推测性解剖学”。由于找不到精神疾病的生物学基础，精神病学在科学上与其他医学专业渐行渐远。雪上加霜的是，精神病学在地理上也与其他医学专业分道而行了。

照护精神疾病患者

一直到19世纪，根据家庭经济状况，严重的精神疾病患者会被送到两种地方。如果父母或配偶有幸属于特权阶层，那么患者将在家族庄园中接受看护，也许会被藏在不引人注意的阁楼里，免得 35
客人看见，就像《简·爱》中罗切斯特先生的疯妻一样。但如果可怜的病人来自工薪家庭或者亲戚冷酷无情，那么他们通常会沦落到一个特殊的去处：疯人院。

当时所有对启蒙运动前疯人院的情况的记录均将其描述为破烂、肮脏、拥挤的地牢。（关于疯人院骇人听闻的描述在接下来的两个世纪里层出不穷，成为精神病学最突出的主题之一，也为一代又一代调查记者和民权活动人士提供了无穷的素材。）患者可能会被锁链捆缚，鞭笞，棍殴，浸冷水，或者一连几周被锁在寒冷的小牢房里。到了周日，他们常被带到怪咖秀上做展示，引得观众连连惊呼、阵阵嘲笑。

最早期的精神病院，其目的既不是治疗也不是治愈，而是强制隔离患者，使其远离社会。18 世纪的大部分时间里，精神障碍并没有被视作疾病，因此不在医学范畴之内，并没比导致入狱的犯罪行为好到哪里去。精神疾病患者被视作社会异端或违反道德之人，因为某些不可原谅的过错而受到神的惩罚。

有一位医生在将疯人院从监狱转变为医疗机构的事业中做出了主要贡献，还间接培养了一批专业的精神科医生，他就是法国人菲利普·皮内尔。皮内尔最初是一位医学作家，以引人入胜的案例研究而闻名。然而，他的人生在 1783 年发生了变化。

皮内尔有位密友在巴黎学法律，他患上了一种在今天很可能被
36 诊断为双相障碍的疯病。头天他还踌躇满志，相信自己很快要成为全法国最杰出的律师，但次日他又陷入绝望，乞求结束毫无意义的生命。接下来，他觉得神父在解读他的动作，猜测他的心思。一天夜里，他跑进森林，身上只穿了一件衬衫，冻死了。

这个悲剧让皮内尔悲痛欲绝，于是他决心在余生中投身精神疾病研究。他特地开始调查精神病院的运作和管理，尽管之前为朋友求医时，疯人院臭名昭著的糟糕环境让他避之不及。不久后，他在 1792 年被任命为位于比塞特的巴黎男子精神病院的院长。他利用新职务立即开展了重大改革，采取了前所未有的举措，即废除通便、放血、诱发水疱等常规疗法。随后，他更进一步，解开了巴黎萨尔佩特里尔医院的患者身上的铁链。

皮内尔最终相信，如果管理得当的话，精神病院对患者还是有益的。德国医生约翰·赖尔（Johann Reil）记述了建立新型皮内尔式精神病院的途径：

> 可以先找一名不会造成危险的病人，把他安排在宜人的环境中——有小溪、湖泊、山丘、田野，行政楼周围散落着一些小院落。患者的身体和住所应保持清洁，他的饮食要清淡，不能有酒精，也不要重口。娱乐活动应丰富多样，时间不宜过长，也不宜让患者分心。

这与构成大多数疯人院的、为不受欢迎的人设立的阴冷监狱大 37
相径庭。欧洲的疯人院运动由此开始，后来蔓延至美国。皮内尔第一个提出，精神病院的日常安排应该培养患者的稳定感和自控力。今天，包括哥伦比亚大学和纽约长老会医院在内的大多数精神科住院部仍然采用皮内尔提倡的理念：日常活动安排应有利于培养条理性、纪律性，改善个人卫生。

继皮内尔之后，精神病院从监狱到休养治疗机构的转型催生了精神病学作为一门定义明确的专业的正式确立。将疯人院转变成人道主义的治疗机构而非残酷的监禁之所，需要专门与精神疾病患者打交道的医生，由此出现了第一个对精神病学从业者的常见称呼：隔离医生[1]。

之所以这样命名，是因为精神病医生常在偏远乡村的精神病院工作，远离在位于城市中心的医院工作、社交和治病的医学界同行。精神病学与其他医学专业这种地理上的隔阂以各种形式持续到

1 隔离医生（alienist），19 世纪对精神病医生的称呼，略带贬义，现多用 psychiatrist。Alienist 源自 alien 一词，alien 在英语中有“异己的、不相容”之意，同词根的 alienate 有“使疏远、离间”之意。

了 21 世纪；即使在今天，也依然有**医院**（hospital）和**精神病医院**[1]之别，不过好在后者已经濒临灭绝了。

纵观整个 19 世纪，绝大多数精神病学从业者都是这种隔离医生。虽然关于精神疾病的各种心理动力学和生物学理论不一而足，学界也展开了广泛讨论，但这些理论对隔离医生的日常工作几乎没有影响。当隔离医生意味着做一名富有同情心的看护者，而不是真正的医生，因为几乎没有什么手段可以缓解患者遭受的心理折磨（尽管他们也确实帮助满足患者的医疗需求）。隔离医生唯一希冀的
38 是，能让患者保持安全、干净，得到妥善照顾。当然，相比以前的时代，这已经是很大的进步了。然而，精神疾病没有有效的治疗方法仍是不争的事实。

随着 19 世纪接近尾声，除精神病学外的所有主要医学专业都在飞速发展。越来越复杂的人体解剖学研究带来了关于肝脏、肺和心脏病理学的新细节，精神病的解剖图却无迹可寻。麻醉和无菌技术的发明使越来越复杂的手术成为可能，抑郁症却没法做手术。X 射线的发明让医生掌握了近乎神奇的能力，得以窥视活体内部，但就连伦琴精妙绝伦的射线也无法照亮癔症的痕迹。

挫败让精神病学筋疲力尽，分裂出了一堆关于精神疾病本质的不同理论派别。大多数精神科医生都是隔离医生，他们与同行、社会隔绝，照料着几乎没有康复希望的病人。最普遍的疗法包括催

1 精神病医院（mental hospital），含贬义，现多用 psychiatric hospital 来指精神病院。

眠、通便、冷敷，以及最常见的身体约束。

著名精神病学家兼存在主义哲学家卡尔·雅斯贝尔斯回忆了19世纪和20世纪之交的情景：“精神病院普遍认识到，科研和治疗都陷入了停滞状态。大型精神病院比以往任何时候都更加气派、卫生，但除去规模，对不幸的患者来说，这最多不过是尽可能让病人的生活自然一些。在精神疾病的**治疗**上，我们基本毫无希望。”

谁也想不通，为什么有的患者认为上帝在和他们说话，有的相信上帝抛弃了他们，还有的相信自己**就是**上帝？没人知道这些问题的答案，连一点边儿都摸不着。“是什么导致了精神疾病？我们该如何治疗它？”精神科医生渴望有人能给出合理的回答，引导他们 39
走出荒野。

科学心理学计划

在W. H. 奥登的诗《纪念西格蒙德·弗洛伊德》中，他写出了透过现代视角理解弗洛伊德的困难：“他不再是一个个体，而是某种整体舆论倾向。”你肯定听说过弗洛伊德，知道他长什么样。爱德华七世时代的胡子，圆圆的眼镜，熟悉的雪茄，这些就是那位历史上最著名的精神病学家的特征。他的名字会让你马上想到“跟我聊聊你的母亲吧”。你也许对这个人的思想有自己的看法，我敢打赌，你就算不反对，也是持怀疑态度的。弗洛伊德经常被诟病为一个厌女、自命不凡且专横的骗子，或一个沉迷于性，无休无止地探究梦境和幻想的精神病医生。但于我而言，他是一位悲剧性的远见卓识之人，远远领先于他所处的时代。

本书中，你将遇到许多精神病学界的杰出人物（如诺贝尔奖获得者埃里克·坎德尔）和骗子（如“生命能学家”威廉·赖希）。西格蒙德·弗洛伊德则自成一派，他既是精神病学最伟大的英雄，又是最灾难性的无赖。在我看来，这种显著的矛盾完美地捕捉了发展精神病医学的一切努力中固有的悖论。

我怀疑，如果不是因为弗洛伊德，我可能不会成为一名精神科医生。我第一次接触这位奥地利医生是在十几岁的时候，当时我在大一心理学课程中阅读了他最负盛名的作品《梦的解析》。弗洛伊德的理
40 论以及他传达这些理论的方式，似乎揭示了人类本性的重大奥秘，也与试图了解自己的我产生了共鸣。我为这样的句子而激动不已：“意识就像在太阳下涌动的喷泉，继而落回到潜意识庞大的地下水池中。”

医学生中有一种常见现象，叫作“实习生综合征”，即学习某种新疾病的症状时，学生会突然意识到——哎呀——自己一定是患上了白喉、疥疮或多发性硬化症。翻阅弗洛伊德的著作时，我也有类似的反应。我开始用弗洛伊德的理论重新解读我的行为，顿感醍醐灌顶。我经常与男教授争论，是因为我有被压抑的俄狄浦斯冲突，想和父亲争夺母亲的关注吗？我的房间这么乱，是因为我母亲曾经让我穿尿布上幼儿园，导致我陷入了性心理发展的肛门期吗？

虽然我可能过度解读了一些琐碎行为，但弗洛伊德确实教会了我宝贵的一课，即心理现象不是随机事件，它们由可研究、可分析并最终可阐明的心理过程决定。关于弗洛伊德和他对精神病学与社会的影响，很多东西都是矛盾的——揭示了对人类思想的洞见，同

时引导精神病学家走上未经证实的理论的花园小径。大多数人都忘记了，弗洛伊德最初是一位坚定的神经科医生，倡导最严格的研究标准。他 1895 年的作品《科学心理学计划》旨在教导神经科医生如何从严谨的科学视角来看待精神疾病问题。他在当时最伟大的神经科医生让-马丁·夏尔科门下接受训练。和导师一样，弗洛伊德推测未来的科学发现会阐明影响思维和情感的根本生理机制。他甚至预见性地绘制了一个神经网络，描述了独立的各个神经元构成的系 41
统之间如何通过相互交流来学习和执行计算。这可能是最早的神经网络示例之一，也预示了现代的机器学习和计算神经科学领域。

虽然威廉·赖希经常公开宣称爱因斯坦支持他的生命能理论，但实际上，爱因斯坦认为赖希的观念荒谬可笑，并要求赖希停止打着他的旗号推销产品。然而，这位伟大的物理学家对弗洛伊德的态度截然不同。爱因斯坦尊重弗洛伊德在心理学上的敏锐，所以在第二次世界大战爆发前夕，请他解释人类好战的原因："您也许能将您对人类本能的真知灼见运用到解决问题上来。"弗洛伊德写了一篇专题论文作为回应，爱因斯坦随即公开支持了弗洛伊德的观点，并回信说："我非常钦佩您追求真理的激情。"

弗洛伊德关于精神疾病的开创性思想最初源自他对催眠的兴趣。催眠是一种流行于 19 世纪的精神疾病疗法，起源于弗朗茨·梅斯默。弗洛伊德对催眠的神奇效果着迷不已，尤其是患者在催眠状态下可以回忆起在正常意识状态下想不起的记忆，这种现象让他觉得不可思议。他最后由此提出了他最著名的假说：我们的心理包含一种清醒意识无法接触的隐藏意识。弗洛伊德认为，心理无

意识的部分就像精神的催眠师，它可以让你站起来或躺下，而你完全意识不到为什么要这样做。

如今，我们都理所当然地接受无意识的存在；它对我们来说是如此显而易见的现象，以至将该现象归功于“发现”它的人显得几乎有些愚蠢。我们随意使用诸如“无意识意图”、“无意识欲望”
42 和“无意识抵抗”之类的术语，却只在提到“弗洛伊德式错误”[1]时才向他致敬。现代的脑科学家和行为科学家也把无意识视为理所当然，他们在内隐记忆、知觉启动、潜意识知觉和盲视等概念中接受了潜意识。弗洛伊德将他违背直觉的无意识理论称作**精神分析理论**。

弗洛伊德将心理分解为意识的若干个部分。原始的**本我**是本能和贪婪欲望的来源；道德的**超我**是良心的声音，是心理的吉米尼蟋蟀[2]，告诉你“你不能那样做！”。实用的**自我**是我们的日常意识，在本我的要求、超我的训诫和外部世界的现实之间斡旋。弗洛伊德认为，人类对自己心理运作的方式只是略有所知。

根据这一心理学新概念，弗洛伊德给精神疾病提出了一种新的心理动力学定义，该定义改变了欧洲精神病学的发展方向，随后又主导了美国精神病学的发展。根据精神分析理论，任意形式的精神疾病都可以追溯到相同的根本原因：不同心理系统的冲突。

例如，弗洛伊德会说，如果你在无意识中希望与已婚的老板发

---

1 弗洛伊德式错误，无意中泄露潜意识的口误、错误记忆、动作，在英语中有时泛指表露内心想法的口误。

2 吉米尼蟋蟀，迪士尼动画片《木偶奇遇记》中的角色，木偶皮诺曹的良心导师。

生性关系，但你意识到这样做会导致各种麻烦，这就会产生心理冲突。你的意识首先会尝试通过简单的情感控制来处理冲突（“是的，我认为我的老板很有吸引力，但我足够成熟，不会屈服于这些感觉”）。如果这样做不起效，你的意识会尝试使用弗洛伊德所谓**防御机制**的心理手法来解决冲突，比如**升华**（“我想我可以读一些关于禁忌之恋的色情小说”）或**否认**（“我不觉得我的老板有吸引力，你在说什么呢？！”）。但如果这种心理冲突对你的防御机制来说太过强烈，无法应对，那么它可能会引发癔症、焦虑、强迫、性问题， 43
或者在极端情况下引发精神疾病。

对于由未解决的心理冲突引起并影响患者的情感和行为，但不会导致患者与外部世界的现实脱节的所有精神困扰，弗洛伊德在广义上将其称为**神经症**。神经症成了精神分析理论中理解、治疗精神疾病的基本概念，它也是 20 世纪大部分时间里美国精神病学中最有影响力的临床概念，直到 1979 年。那是精神病学诊断系统的开创性修订完成之时，关于美国精神病学的灵魂，人们展开了激烈争论，神经症正是争论的主题。

但在 20 世纪初，弗洛伊德对无意识、神经症或他的任何精神分析理念都没有任何实质性的证据；他完全是根据病人的行为进行推断，进而形成理论。这可能看起来不科学，不过这些方法与天体物理学家的做法其实并无不同，后者提出存在一种名为暗物质的、假设性的不可见物质，这种物质散布于整个宇宙之中。截至我写下这些文字的时候，还没有人观察甚至探测到暗物质，但宇宙学家意识到，如果不引入一些未知、不可检测而又悄悄影响着我们所能看到的一切的**东西**，他们就无法解释可观察的宇宙的运动和结构。

弗洛伊德还给出了比以往任何精神病学理论的基础都更详细、缜密的关于精神疾病的推理。特别是，他认为神经症是达尔文学说中自然选择过程的神经生物学后果。弗洛伊德认为，人类的心理系统是为了支持我们作为社会性动物在社群中的生存而进化，我们既要与同物种的其他成员合作，又要同他们竞争。因此，我们的心理
44 进化了，为促成重要合作，它会抑制某些自私的冲动。但有时我们的合作和竞争冲动会相互冲突（例如，如果我们觉得老板有性吸引力）。弗洛伊德认为，这种冲突是精神失调的原因，如果不解决，可能会扰乱心理的自然运作并引发精神疾病。

批评弗洛伊德的人常常好奇为什么性在他的理论中占据如此重要的地位，尽管我同意他对性冲突的过分强调是他最明显的错误之一，但对此他有一个合理的解释。由于性冲动对繁殖至关重要，也对个体的成功进化有重大贡献，弗洛伊德认为它们是所有达尔文式冲动中最强烈、最自私的冲动。当我们试图抑制性欲望时，我们就是在违背数百万年的自然选择——最强烈的心理冲突由此产生。

弗洛伊德主张性欲通常会导致内心冲突，这当然符合大多数人的经验。在我看来，他的问题在于：他假定，因为我们的性欲如此强烈，所以它必然会影响我们的每一个决策。神经科学以及日常的内省告诉我们实则不然：我们对财富、被接纳、友谊、认可、竞争和冰激凌的欲望都是独立且同样真实的冲动，它们不只是情欲的外衣。虽然我们可能是本能的生物，但我们的本能不仅仅，甚至不主要是性欲。

弗洛伊德在他著名的案例研究中描述了多个神经症的例子，其中包括维也纳女孩多拉（化名）的案例。多拉常常出现“伴随失声的咳嗽发作”，特别是在谈论她父亲的朋友 K 先生时。弗洛伊德将多拉的失声解释为一种他称作“转换反应”（conversion reaction） 45
的神经症。K 先生显然曾对未成年的多拉进行性骚扰，用身体压向她。当多拉告诉父亲他朋友的行为时，父亲不相信她。与此同时，多拉的父亲与 K 先生的妻子私下有染。多拉认为父亲实际上鼓励她与 K 先生多相处，如此一来，他便有更多机会接近 K 先生的妻子。

弗洛伊德将多拉的转换障碍解释为无意识冲突：多拉既想要与父亲保持和谐关系，又想让他相信他朋友的可憎行为。弗洛伊德认为，多拉在心理上将告诉父亲他朋友的性侵行为的愿望“转换”为失声，以维护她与父亲的关系。

在弗洛伊德正式命名之前，人们早已经认识到了转换障碍，但弗洛伊德是第一个做出合理解释的人。在多拉的案例中，他将她的失声解释为多拉有意识地试图压制可能让父亲对她发怒的真相。尽管弗洛伊德对多拉案例的分析越来越牵强、冷漠——最后甚至暗示多拉觉得她的父亲和 K 先生都很有性吸引力。当多拉突然决定不再接受弗洛伊德的治疗时，我们不禁表示同情——但他的核心洞见，即某些异常行为可以归因于内心冲突，至今仍具重要意义。实际上，我遇到的一些患者就像是从弗洛伊德案例簿里走出来的一样。

几年前，有人请我检查了一位名叫摩西的 41 岁男子，他在附近社区医院工作。总的来说，除开上司那摊子事，摩西的生活相当平淡。摩西很喜欢他的上司，即心脏科主任，毕竟是这个人把摩西

46 提拔到了部门主管的舒服位子上。摩西觉得他欠这个人一份忠诚，因为在他看来，正是这个人以一己之力让他事业有成。但在我开始给摩西看病时，他已经开始认识到忠诚的代价。

摩西的上司因财务问题与医院院长卷入了激烈的斗争中。二人愤怒交锋期间，摩西经常被上司喊去查看财务数据，写报告。摩西慢慢摸清了情况，感到十分不安：他的上司蓄意向院长虚报部门财务状况。更糟糕的是，真相越来越清晰，他的上司在掩盖一系列欺骗性的且有可能违法的财务交易。

摩西惊惧交加。他知道医院管理层终究会发现上司的秘密，而他本人也会担责，因为人人都会认定他对上司的过失是知情的，因此算是共犯。他陷入纠结：一面是忠诚于给了他这份工作的人，另一面是诚实行事的愿望。上司和院长之间的对抗升级，摩西的痛苦随之加剧，他终于崩溃了。

有一天上班时，摩西突然开始说话困难。很快，他变得口吃，神志不清，精神恍惚。到这天结束时，他完全失声了。他张开嘴，却说不出话，只有喉咙发出刺耳的声音。目睹这种令人不安的行为突变，同事赶紧将他送到了急诊室。

医生们立刻判断摩西是中风或癫痫发作。有人突然意识恍惚、不能说话时，医生通常会如此推断。他们给摩西安排了全面的神经学检查，包括 CT 扫描和脑电图。意外的是，检查结果完全正常。
47 在没有证据显示生理异常的情况下，医生怀疑摩西的问题是精神性的，于是将他转介给了我。

起初，我怀疑他可能在装病，也许他是为了请假或领取伤残保险，但没有证据支持这种假设。摩西的失语症状扩散到了生活的方方面面，哪怕在家里和亲人朋友共处时也是如此。我建议他请病假，然后给他安排了回诊。他来我办公室之后，我告诉他我想启动一种名为阿米妥谈话的诊断程序。这是一个老办法，需要给患者静脉注射适量的短效巴比妥酸盐。它可以放松患者并解除抑制，因此可以起到吐真剂的作用。摩西点头同意。

我带他到治疗室，将他安置在轮床上，用注射器抽取异戊巴比妥。我把针插入他的血管，开始缓慢地注射药液。不到一分钟，他开口说话，起初说得像孩子一样含糊不清，随后逐渐清晰连贯。他解释了在工作上遇到的困难，说不知道该怎么办。在叙述了所有细节后，他突然入睡了。过一会儿醒来时，他又说不了话了，但“吐真剂”证实了我的猜测：他的失语是一种转换反应。（最新版《精神疾病诊断与统计手册》（*Diagnostic and Statistical Manual of Mental Illness*，简称 DSM）中有一种名为“转换障碍”的正式诊断，它基本上是基于弗洛伊德的概念。）

几周没去上班后，摩西被告知他要被调到另一个部门，不再为以前的上司工作，也不再负责心脏科的财务。得知这个消息没几天，摩西就完全恢复了说话的能力。我想，弗洛伊德可能会对这个结果感到满意。

* * *

通过将精神疾病定义为无意识机制之间的冲突——这些冲突可 48
以被识别、分析甚至消除——弗洛伊德为精神科医生理解、治疗患者提供了首个可行的手段。加上弗洛伊德作为演讲者的迷人技巧，还有表达清晰、引人入胜的写作，他的理论愈发吸引人了。毫无疑问，这正是精神病学素来渴望的领袖，一个可以大胆引领精神病学专业进入新世纪并重新赢得医学同人尊重的人。

然而，弗洛伊德还是将精神病学带进了知识沙漠。在陷入医学界最戏剧性、最引人侧目的大危机之前，这一专业在沙漠中待了半个多世纪。这一危机是如何发生的呢？一部分是因为像埃琳娜·康威和阿比盖尔·艾伯克朗比这样患有严重疾病的患者。

还有一部分原因在于弗洛伊德自己。

第二章　沿着花园小径：精神科医生的崛起

精神病学让我们通过承认父母的不足来纠正自己的错误。 49

——劳伦斯·彼得[1]

西格蒙德·弗洛伊德是一位具有科学背景的小说家。只是他不知道自己是小说家而已。他之后的所有那些该死的精神科医生，他们也不知道弗洛伊德是小说家。

——约翰·欧文[2]

一次咖啡聚会

就像智能手机的出现一样，弗洛伊德激动人心的心理学新概念已被普遍接受，所以人们很难想起在它问世之前的生活是什么样的。弗洛伊德让精神疾病变得鲜活、易懂、饶有趣味。与智能手机

1　劳伦斯·彼得（Lawrence Peter），美国管理学家，现代层级组织学的奠基人。

2　约翰·欧文（John Irving），美国小说家，代表作有《独居的一年》《苹果酒屋的规则》等。

不同——手机在推出后就迅速流行起来——精神分析理论的传播较为缓慢。

关于弗洛伊德的理论，更恰当的类比可能是视频远程会议技术。该技术在20世纪70年代首次推出时遇冷，但在几十年后又乘着互联网和移动设备的东风流行起来。那么，精神分析理论是如何从无名神经学家的古怪猜想发展得同Skype[1]一样司空见惯的呢？一切要从一场晚间咖啡聚会说起。

一个同行小圈子

50 1902年秋天，弗洛伊德向四位当地医生寄了明信片，邀请他们前来他的联排公寓小聚。公寓位于维也纳博格巷一个平平无奇的中产犹太社区。其中一张明信片上写着："一个同行小圈子和支持者想要每周约一个晚上来我这里，讨论心理学和神经心理学方面感兴趣的话题。您是否愿意加入我们？"

当时距弗洛伊德《梦的解析》的出版才不到两年，但这本书并没有引起多大水花，甚至没有激起涟漪。《梦的解析》只印刷了600册，就在书店里处于滞销状态。尽管如此，还是有少数医生对弗洛伊德关于心理运作的解密十分着迷，并给他写信以表仰慕之情。威廉·斯特凯尔是早期的热心支持者之一，他是一位充满活力、直率坦诚的全科医生，也是一位剧作家、诗人。斯特凯尔属于

1 Skype，美国一款流行的即时通信应用。

第一批自愿接受弗洛伊德精神分析的患者，他本人后来也成了精神分析师。在接受治疗的过程中，斯特凯尔提出了一个具有历史意义的建议：弗洛伊德应该办一个讨论小组，聊聊他的想法。

弗洛伊德的第一场咖啡聚会只邀请了四个人，这个事实反映出人们最初对弗洛伊德的研究兴趣缺缺。斯特凯尔是第一个受邀的人。另外两位（马克斯·卡哈内和鲁道夫·赖特勒）是弗洛伊德儿时的朋友。第四位是阿尔弗雷德·阿德勒，他是唯一在医学领域有影响力的受邀者。阿德勒是一位信仰社会主义的医生，喜欢和志趣相投的人畅叙情谊，乐于融入工人阶级。他的穿着举止像蓝领工 51
人，还出过一本为裁缝撰写的职业健康手册。

这四个人与弗洛伊德一起构成了一场未来国际运动的核心。小组决定每周三晚上会面一次，因此他们的小圈子得名“周三心理学会”。根据斯特凯尔的说法，在早期会议中，这五人“其乐融融，没有丝毫不和谐；我们就像新大陆上的先驱，弗洛伊德是我们的领袖。思想的火花从一个人的头脑中跳到另一个人的头脑中，每次会议都让人大受启发”。

学会很快吸引了非医生成员，包括一位歌剧制作人、一位书商、一位艺术家和一位小说家。会议按规定程序进行。在弗洛伊德家那维多利亚风格的客厅里，他们围坐在一张长桌旁，每晚 8:30 准时开始。大家 9 点开始做陈述，抽签决定演讲顺序。正式发言后有 15 分钟的社交时间。雪茄和香烟摆放在桌子上，每次聚会消耗的量都很大。大家还会热切地享用主人备下的黑咖啡和蛋糕。奥地利音乐学家马克斯·格拉夫于 1903 年加入学会，他描述了当时的氛围：“房间里有一种在建立宗教的感觉，弗洛伊德本人则扮演新先知的角色。”

每次会议上，最后隆重发言的人都是弗洛伊德。会议记录显示，在一次会议上，成员们讨论了乱伦在神经症中的作用，弗洛伊德“讲述了一种变相的与母亲乱伦的梦。做梦人站在一座房子的入口前，他走了进去。他模糊地记得自己在那里待过一次。那房子是母亲的阴道，因为那就是他待过的地方”。会议随即结束。

52 起初，周三心理学会的会议聚焦于弗洛伊德思想的理论和社会意义，但学会成员继而渴望将新理论用于缓解精神疾病患者的痛苦。弗洛伊德认为大多数精神疾病源于内在的心理冲突，于是他开发了一种巧妙而极具原创性的方法来缓解这些冲突。

弗洛伊德所谓的“谈话疗法”源于他在早期职业生涯中接触的两种不同形式的治疗方法。其一是催眠。1885 年在让-马丁·夏尔科手下做神经学研究员期间，弗洛伊德学会了如何对癔症患者使用催眠。癔症在当时是一种定义模糊的病症，表现为情绪不稳定、失控。癔症症状似乎往往在催眠治疗后就消失了，弗洛伊德对此感到十分惊奇。他逐渐相信，也许可以将催眠发展为更成体系的谈话疗法［talk therapy，精神病学称之为**心理治疗**（psychotherapy）］。

其二，弗洛伊德的谈话疗法也受到了维也纳医生约瑟夫·布劳尔的影响。布劳尔在 19 世纪 80 年代初指导过年轻的弗洛伊德，还帮他开业行医。作为布劳尔的门徒，弗洛伊德观察到，布劳尔的一名年轻女患者［历史上被称作安娜·欧（Anna O）］漫无目的地与布劳尔侃侃而谈时，精神病症会缓解，甚至消失。安娜将这种无拘束对话的过程称为“扫烟囱”，而布劳尔称之为“宣泄法”。弗洛伊德将夏尔科的催眠和布劳尔的宣泄法与他不断发展的精神分析理论结合起来，创造出了首个系统的心理疗法，他将其称为**精神分析**（psychoanalysis）。

精神分析法通过探究患者的无意识心理，进而确定其隐藏的冲 53
突。在精神分析过程中，弗洛伊德鼓励患者自由联想与谈论任何突然浮现在脑海中的东西。由于弗洛伊德认为梦是无意识冲突的宝贵信息来源（众所周知，他说梦是“通往无意识的皇家大道”），他还鼓励患者在接受精神分析治疗时分享梦的细节。弗洛伊德认为精神分析的好处在于，催眠只对约三分之一的患者有效，而精神分析对每个人都有效。

弗洛伊德的精神分析法定义了精神病学中许多沿用至今的医患互动方式，比如频繁的疗程，单次治疗时长45分钟至50分钟，有指导的医患交流，以及配有沙发或软垫扶手椅且环境舒适的治疗室。精神分析师通常坐在患者身后，这延续了弗洛伊德早期的做法，他会坐在患者身后给他们催眠，这样方便按住患者额头，同时在耳边庄严地诱导患者回忆被意识屏蔽的事件。

弗洛伊德这种不可观察的临床疗法后来通过**移情**的概念获得了理论基础。在精神分析过程中，治疗师应充当一块白板，遥远、疏离，远离患者视线，这样便于患者将过去的情感投射到治疗师身上。人们相信这样可以诱发无意识的启示，就像求取德尔斐神谕[1]一样。

1 德尔斐神谕，古希腊的一种神秘仪式，由德尔斐的阿波罗神庙中的女祭司进行。人们相信她是阿波罗神谕的传达者，从她口中可以获取关于未来的预言和指引。

虽然现代精神科医生不再处于患者的视线之外，但弗洛伊德的
移情概念作为现代心理治疗的一大基石延续至今，它也是每一位精
神科住院医生、临床心理学研究生和社工培训学员的必修课。在弗
54 洛伊德看来，移情、梦的解析和自由联想等工具的创生都是为了实
现精神分析的终极目标："让隐藏的东西变得可见。"

设想一下这样一种精神疾病疗法。如果你患有抑郁症、强迫症、精神分裂症（和埃琳娜·康威一样）或惊恐症（和阿比盖尔·艾伯克朗比一样），那么根据精神分析理论，缓解症状的最佳方式是揭示导致你病理行为的隐藏心理冲突。为了挖掘出这些冲突，精神分析师可能会解析你的梦的神秘意义，就像《圣经》中的约瑟一样。如果你拒绝讨论梦境——如果你想谈谈要是抑郁再次发作，该如何防止自己自杀，那么精神分析师会将这种转移话题的意愿解读为有待处理的"抗拒"。

随着精神分析的流行以及从业人员数量的增加，弗洛伊德的一些门徒开始提出与他截然不同的关于精神疾病和心理的新观点。他们希望将精神分析推向新方向。也许有些心理冲突与性毫无关联？无意识是否具有重大意义？也许人的心理应该分为**四个**部分，而不是三个？

如果说弗洛伊德是精神分析运动的首席执行官，那么他的管理风格更像史蒂夫·乔布斯，而不是比尔·盖茨。他想要完全掌控一切，所有设计都需要符合他的感受。随着学会不断壮大，越来越多的新想法被提出，这位精神分析运动的首席执行官意识到他需要采取一些措施，以更严格地掌控这一运动，同时将他的理念传播给

更广大的受众。用商业术语来说，弗洛伊德想要扩大自己的市场份额，同时保持严格的品控。

他决定解散越来越难以控制的周三心理学会。会议仍然在弗洛 55
伊德已过于拥挤的客厅里举行，但学会已正式重组为专业组织。只有完全信奉弗洛伊德观点的人才受邀保留成员资格，其余的人则被他亲自遣散。1908 年 4 月 15 日，新团体公开更名为精神分析学会。这家仅有 22 名成员的新兴学会承诺要重塑精神病学的方方面面，并征服全世界——如果它没有自行分崩离析的话。

异端分子

尽管精神分析理论越来越流行，弗洛伊德对自己关于精神疾病的大胆观点也信心十足，但他非常清楚，他在科学证据方面站不住脚。弗洛伊德的反应不是通过研究来弥补证据缺口，相反，他做出了一个决定精神分析，乃至美国精神病学命运的决定，将一个原本有前途、有活力的科学理论僵化为石化的宗教。

弗洛伊德选择以一种不鼓励质疑且阻挠任何证实或证伪的方式来呈现他的理论。他要求必须对他的理论保持绝对忠诚，并坚持要求门徒务必原原本本地遵循他的临床技术。随着精神分析学会的发展，这位曾经在《科学心理学计划》中呼吁严谨质疑的科学家，现在却要人将他的假说奉为信条，须以绝对的忠诚严格遵守。

作为一名经历过精神分析神权政治诸多暴行的精神科医生，我
对弗洛伊德的致命决定感到悲伤和遗憾。如果我们要行医，要探寻 56

科学，要研究像人类心理这样复杂多变的东西，那么我们必须时刻准备好，谦恭地将我们的理念交由他人验证，并根据最新证据做出改进。弗洛伊德的狭隘做法尤为让人失望的一点是，他的理论中的许多核心内容最终被证明是准确的，甚至经得住当代神经科学研究的考验。弗洛伊德提出的互补和竞争的认知系统理论是现代神经科学的基础，已经在先进的视觉、记忆、运动控制、决策和语言神经模型中得到体现。弗洛伊德首创的心理发展阶段论构成了现代发展心理学和发展神经生物学的基石。直到今天，我们还没有找到比弗洛伊德理论更好的方法去理解自我毁灭、自恋、被动依赖和被动攻击的行为模式。

但是，除了先见之明，弗洛伊德的理论充满了失误、疏忽和低级错误。他坚信男孩想要娶母杀父，而女孩的自然心理发展驱使她想要一根自己的阴茎，现在我们对他这样的观点不禁摇头。正如路易斯·布兰代斯大法官所说的那样，“阳光是最好的消毒剂”。而且，如果人们将弗洛伊德一些不太可信的推测视作可验证的假说而非教皇的敕令，那么这些猜想很可能已经被严谨的科学探究淘汰掉了。

可惜事与愿违，所有批评或改进弗洛伊德观点的人都被视为亵渎“神明”的异端分子，被谴责为精神分析的死敌，并被逐出学会。阿尔弗雷德·阿德勒曾是精神分析运动最有影响力的创始成员，弗洛伊德一度称赞他为“学会中绝无仅有的人物”。他是第一
57 个被开除的主要成员。在认识弗洛伊德之前，阿德勒已经阐明了自己对治疗的看法，强调要将精神疾病患者视为一个整体。与弗洛伊德的意识层次理论形成对比，阿德勒认为心理是不可分割的，他称

之为**个体**（*Individuum*[1]）。无论多么不可信、多么牵强附会，弗洛伊德坚持将患者所有冲突的本质解释为性，这也让阿德勒感到不满，因为他认为攻击性是和性同样强大的心理冲突来源。

但也许还有其他原因导致他们分道扬镳。有人向弗洛伊德问起精神科医生之间的尖锐冲突，话里明显意指周三心理学会的成员，弗洛伊德回答说：“科学分歧并不那么重要，通常是别的敌意、嫉妒或报复引发了仇恨。科学分歧是之后才出现的。”弗洛伊德为人疏离冷淡，他那种聚精会神的状态更适合搞研究，不适合搞政治。他的患者大多是维也纳上层社会受过良好教育的人。相比之下，随和的阿德勒与蓝领群体更亲近。

就像斯大林宣布托洛茨基不受欢迎一样，1911 年，弗洛伊德公开宣布阿德勒的观点与运动相悖，并向精神分析学会的所有成员发出最后通牒，要求他们和阿德勒断交，不然就要被逐出学会。弗洛伊德指控阿德勒患有妄想症，企图用“恐怖主义手段”破坏精神分析运动。他私下告诉朋友，阿德勒是“一个被野心逼疯的、不正常的人”。

至于阿德勒本人，他对弗洛伊德的怨恨一直延续到了生命的尽头。每当有人说阿德勒曾是弗洛伊德的早期弟子时，他都会生气地扔出一张褪色的明信片——他受邀参加弗洛伊德举办的首次咖啡聚会的凭证，以证明当初是弗洛伊德主动与他结交，而不是反过来。1937
年去世前夕，阿德勒在纽约的一家餐厅与年轻的亚伯拉罕·马斯洛共 58

1 拉丁语，意为无法分割。

进晚餐——马斯洛后来因自我实现的理念名声大噪。这位心理学家随口问起了阿德勒与弗洛伊德的友情，阿德勒勃然大怒，大骂弗洛伊德是个滑头、骗子。

更多的驱逐和背叛接踵而至，其中包括最早提出周三心理学会想法的威廉·斯特凯尔，还有弗洛伊德口中多年“忠诚的助手和同事”奥托·兰克。但在弗洛伊德看来，最无情的打击无疑来自瑞士医生卡尔·古斯塔夫·荣格——弗洛伊德的布鲁图斯[1]。

1906 年，读过荣格受精神分析影响的作品《字词联想研究》之后，弗洛伊德急切地邀请他到维也纳的家中做客。虽然有 19 岁的年龄差距，但二人一见如故，惺惺相惜。他们一连聊了 13 个小时，历史资料并未记录二人中途是否暂停下来吃饭或上洗手间。不久后，弗洛伊德向住在苏黎世的荣格寄送了他的一些文章，这开启了二人长达 6 年的密切通信与合作。在弗洛伊德的大力支持下，荣格当选国际精神分析学会首任主席。后来，弗洛伊德称荣格为“他的长子、王储和继承人”。但与弗洛伊德和阿德勒的关系一样，他们的关系从一开始就埋下了分歧的种子。

荣格看重宗教，他的思想倾向于神秘主义。他相信同步性，即生活中看似巧合的事情——比如，结婚礼成后你走出教堂，此时阳光恰好透过云层洒下来——其实是上天安排的。荣格淡化了性冲突的意义，转而专注于**集体无意识**（collective unconscious）的类神秘

---

1 布鲁图斯，罗马共和国晚期的元老院议员，恺撒的养子，他联合部分元老参与了刺杀恺撒的行动。恺撒在临终前叹息道：“还有你吗，布鲁图斯？”

作用，认为集体无意识是无意识的一部分，它包含了我们整个物种 59
共有的记忆和思想。

相比之下，弗洛伊德是无神论者，他认为灵性和神秘玄学不应以任何方式与精神分析联系在一起，任何方式都不行。他声称自己从未有过任何“宗教情感”，更别提荣格宣扬的神秘情感了。当然，在弗洛伊德看来，性冲突是精神分析的必要条件。

弗洛伊德越来越担心荣格对不科学的观点的背书会损害精神分析运动（讽刺性的是，弗洛伊德的观点也没有科学依据）。1912 年 11 月，荣格和弗洛伊德在慕尼黑弗洛伊德核心圈的聚会上最后一次见面。午餐会上，这群人正在讨论最近一篇关于古埃及法老阿蒙霍特普的精神分析论文。荣格评论说，大家过度解读了阿蒙霍特普下令将父亲的名字从所有铭文上抹去这一点。弗洛伊德转向个人攻击，谴责荣格不在最新的出版物中加上他的名字，他一时情绪过于激动，昏厥倒地。不久后，这两位同事一拍两散，荣格完全放弃了精神分析，转向一种他自称（显然受弗洛伊德影响的）“分析心理学”的精神病学。

尽管精神分析运动内部同室操戈，但到 1910 年，精神分析已经成为欧洲大陆流行的治疗方式，在中上阶层间声名鹊起，特别是备受富裕的犹太人追捧。精神分析理论也对艺术产生了极大的影响，塑造着小说家、画家和剧作家的作品。到了 1920 年，每个受过教育的欧洲人都听说过弗洛伊德，但精神分析从未完全主导过欧
洲精神病学。即使在其鼎盛时期，精神分析在欧洲也要与其他几种 60
研究精神疾病的方法同台竞争，比如格式塔理论、现象学精神病学

和社会精神病学等思想流派，而在美国，精神分析根本没有产生任何影响。

随后，20 世纪 30 年代末突如其来的历史转折让精神分析从此在欧洲大陆上销声匿迹。纳粹崛起之后，弗洛伊德及其理论再也不会在这片大陆上享有 20 世纪初那样的地位。与此同时，德国法西斯主义引发的一系列事件将美国的精神分析从沉睡中唤醒，北美大陆由此萌发了一股新的弗洛伊德势力，这股力量即将系统性地接管美国每一个精神病学机构，并催生精神病医生的崛起。

61 席卷美国的瘟疫

19 世纪的欧洲精神病学在精神动力学和生物学理论之间摇摆不定，但弗洛伊德到来之前的美国精神病学可谓止步不前。尽管美国大多数医学专业受益于外科手术、疫苗、消毒原则、护理和微生物理论方面取得的进步，但精神健康领域仍处于冬眠状态。

美国精神病学的起源传统上可以追溯到本杰明·拉什。他是《独立宣言》的签署人之一，美国开国元勋，但随着时间的推移，他还获得了另一个称号：美国精神病学之父。拉什被认为是“新世界”[1]的皮内尔，因为他主张精神疾病和上瘾是医学意义上的疾病，而非道德上的缺陷，并在 1780 年解除了宾夕法尼亚医院对患者的监禁。

1　此处指美国。

虽然拉什确实出版了美国首部有关精神疾病的教科书，即《精神疾病医学调查与观察》（1812 年），但他在实验和收集证据以支持他的论点方面并不积极，而是围绕他个人认为有说服力的理论来组织对精神疾病的描述。例如，拉什认为许多精神疾病是由血液循环中断引起的。（值得关注的是，在现代神经科学兴起之前，许多精神病学家都将精神疾病想象成堵塞的下水道的某种变体，伴随某种基本生物介质流动受阻引起的紊乱：梅斯默的磁通道、赖希的生命能、拉什的血液循环。）

为了改善精神疾病患者的脑循环，拉什使用了一种自创的特 62
殊设备：旋转椅。椅子的底座与一个铁轴连接，可以通过手摇快速旋转。精神疾病患者会被牢牢绑在椅子上，然后像游乐园的旋转木马一样旋转，直到他们的精神病症状因头晕、失去方向感和呕吐而消失。

拉什认为精神疾病的另一个原因是感官过载。他声称，过多的视觉和听觉刺激会使大脑精神错乱。为了对抗过多的精神投入，他发明了镇静椅。首先，将患者牢牢绑在坚固的椅子上；接下来，把一个有点像鸟屋的木盒套在患者头上，剥夺其视觉和听觉，当然这也让打喷嚏变得非常尴尬。

但拉什治疗心智失常的首选方法甚至更为直接：清肠通便。他自己炮制了一种“胆汁药丸”，里面有“10 颗甘汞和 15 颗泻药”——用从老式温度计中发现的有毒水银制成的强力泻药。他的患者为这些药取了一个更生动的名字——“拉什霹雳”。拉什做证说，排便可以使导致精神疾病的有害物质随着前一天的三餐排出。

不幸的是，现代科学尚未发现表明精神疾病可以通过排便来治愈的任何证据。

拉什意识到，他认为最需要接受通便疗法的人（即躁狂病人或精神病人）通常会极力抵抗医生善意的治疗。拉什并未退缩，他想出了一个解决方案。“在这种疯狂状态下，有时很难说服患者以惯用的方式服用汞，”拉什写道，“这种情况下，我就每天在面包上撒
63 几颗甘汞，然后在上面抹上薄薄的一层黄油，如此一来就能成功让病人服药。”令人眩晕的旋转椅再加上不断排便，可以想见，拉什的精神病院很可能十分脏乱。

拉什的医学声望与其说来自他巧妙的治疗方法，不如说来自他对精神病院的改革。在看到宾夕法尼亚医院为精神疾病患者提供的骇人听闻的护理条件后，拉什于 1792 年领导了一场成功的运动，要求州政府建立单独的病房，以更有同情心的方式安置精神疾病患者，首度为美国的严重精神疾病患者创造了人道主义的环境。尽管拉什的霹雳丸和旋转椅可能看起来有些不着调，甚至有点愚蠢，但它们无疑比 17 世纪和 18 世纪之交疯人院屡见不鲜的拳打脚踢和锁链束缚更为人道。

64 1909 年弗洛伊德到来之际，人们对美国精神病学的固有印象还是隔离医生在精神病院做苦工。精神病学研究几无原创性可言，从《具有犯罪倾向的低能者》和《论锻炼对减缓抑郁症状的作用》这样缺乏创见的论文标题就足以窥见。在这个干旱、贫瘠的知识领域，一星半点儿的新火花都可能燃起燎原大火。

弗洛伊德首次也是唯一一次访问美国是在 1909 年 9 月，即第

一次世界大战爆发前夕。弗洛伊德和卡尔·荣格乘坐“乔治·华盛顿号”客轮横渡大西洋，彼时二人尚亲密无间。这是精神分析和谐统一的巅峰时刻，当时弗洛伊德的门徒暂未开始分裂，而弗洛伊德相信他关于心理的新理念可能会将美国精神病学从沉睡中唤醒。据传，船停靠在纽约时，他对荣格说：“他们不知道我们带来的是瘟疫。”回头来看，弗洛伊德的评论比他料想的更有先见之明。

应美国心理学会创始人、首位获得心理学博士学位的美国人G. 斯坦利·霍尔的邀约，弗洛伊德访美，前往位于马萨诸塞州伍斯特市的克拉克大学（霍尔是该校校长），接受荣誉博士学位，并举行一系列公开讲座。这些演讲标志着弗洛伊德的理论首次在美国得到公开认可。

有趣的是，是心理学家表达了对弗洛伊德的关注，并主动邀请他访美，让美国了解他的思想。德国医生威廉·冯特于1879年创立心理学（psychology，英语翻译为“灵魂研究”[1]），这是一门新兴学科。冯特接受过解剖学和生理学的训练，但当心理功能的解剖学研究进入死胡同时，他转向大脑在人类行为中的外在表现，并在莱 65
比锡大学建立了一个专门研究行为的实验室。

威廉·詹姆斯医生几乎在同时成了美国心理学的主要支持者和学者。和冯特一样，詹姆斯也是虔诚的经验主义者，他相信证据和实验的价值。值得注意的是，由于在传统医学的研究范式中无路可通，意识到精神疾病的医生才将心理学作为他们的科学学科。因

1　英语原文为“study of the soul”。

此，他们邀请了弗洛伊德。

颇为有趣的一点是，19 世纪末 20 世纪初，一些医生使用（当时）传统的医学研究方法理解心理功能，但并不顺利，于是他们被迫通过非常规的方式追求他们的目标，心理学学科由此发源。值得注意的是，早期心理学的先驱（冯特、詹姆斯、赫尔曼·冯·艾宾浩斯，以及随后的伊万·巴甫洛夫和 B. F. 斯金纳）都是热切的经验主义者，致力于科学研究。虽然弗洛伊德受到类似的驱动，也以心理结构来解释精神功能和疾病，但他避开了系统的研究和任何检验其理论的实证验证。

弗洛伊德访美时，他在美国几乎是无名之辈；克拉克大学发出他的演讲通知时，他甚至不是宣传单上的主角。弗洛伊德抵达前，没有媒体报道他的到来，之后的报道也少得可怜，不过《国家》杂志在报道克拉克的活动时提到："出席克拉克大学活动的著名外国专家包括来自维也纳的西格蒙德·弗洛伊德。美国人对这个人物和他的工作都知之甚少。在德国，他的观点开始被视作未来心理学，正如瓦格纳[1]的音乐曾被誉为未来音乐一样。"

66 弗洛伊德是一位口才流利、有说服力的演讲者，几乎从未辜负受教育人士的期待。欧洲和美国一些最杰出的科学家、医生在见了弗洛伊德之后，几乎无人不被他的观点说服。弗洛伊德在克拉克大学的讲座的听众包括伟大的美国心理学家威廉·詹姆斯。作为一位

1　瓦格纳，即理查德·瓦格纳（Richard Wagner），德国作曲家，对 19 世纪欧洲的音乐、戏剧等影响甚大。

忠实的经验主义者，他相信证据和实验的价值。弗洛伊德给他留下了深刻的印象，以至他对弗洛伊德说："心理学的未来属于你。"

无政府主义者埃玛·戈尔德曼以创办《大地》杂志、散布节育信息以及试图刺杀卡内基钢铁公司董事长而闻名。她也倾心于弗洛伊德。"只有心地邪恶的人才会怀疑像弗洛伊德这样伟大、高尚之人的动机，或在他身上搜寻'不纯洁'的气息。"她后来说道。伟大而高尚的人物弗洛伊德受到哈佛大学知名神经病学教授詹姆斯·杰克逊·普特南的邀请，到他的乡村别墅做客。经过四天的深入讨论，普特南接受了弗洛伊德的理论，并公开支持。不久之后，普特南参与组织了美国精神分析学会的首次会议，该学会很快成为美国最有影响力的精神分析组织，虽说当时竞争对手并不多。

虽然弗洛伊德受到热烈的欢迎和高度的赞扬，但他对美国精神病学的影响一开始相当有限。20 年后，美国精神分析学会在全国范围内仍然只吸引了 92 名成员。精神分析尽管开始在纽约市的富裕和受过教育的轻度精神障碍患者中流行起来，得以复刻弗洛伊德早年间在国际大都市维也纳的成功，但并没有渗透到大学和医学院，也没有对美国精神卫生保健的霸主——疯人院——产生任何影响。

1930 年，如果你告诉一位精神科医生，弗洛伊德的精神分析很
快将主宰美国精神病学，他可能会觉得这荒谬可笑。人们几乎没有 67
理由相信精神分析会传播到东海岸少数城市之外的地区。但随后，希特勒的崛起和他发起的侵略将欧洲大陆置于战争边缘，政府之间、国家之间的边界不复稳定。这对精神病学的情况和边界也产生了类似的影响。虽然法西斯主义在欧洲终结了精神分析，但它出其不意

地促成了精神分析帝国在美国的崛起。

19世纪末20世纪初，反犹主义情绪在欧洲相当普遍，令人不安。弗洛伊德公开表示自己是无神论者，但他在种族上属于犹太人，他担心，如果公众将精神分析与犹太文化联系在一起，那么精神分析就注定会失败。因此，弗洛伊德从一开始就尽力淡化精神分析理念与犹太性之间的潜在联系。这也是弗洛伊德推动卡尔·荣格担任国际精神分析学会首任主席的原因之一（很有可能是主要原因）。荣格来自瑞士，既不是维也纳人，也不是犹太人，他的主席身份会向公众释放一个强烈的信号：精神分析不是犹太人的阴谋。然而，弗洛伊德对荣格的支持引发了阿德勒和斯特凯尔的愤怒抗议。这两位元老级的弗洛伊德支持者认为，应该由维也纳团体最初的成员担任这一职务。二人同弗洛伊德对质时，弗洛伊德称，他需要另一个国家（瑞士）的支持来对抗维也纳中围绕在他们周围明显的反犹敌意，他戏剧性地掀开外套大声喊道："我的敌人会很乐意看着我饿死；他们会把这件外套从我身上撕下来！"

尽管弗洛伊德尽了最大努力，但精神分析与犹太文化还是不可分割地联系在一起了。弗洛伊德的核心圈子里几乎全是犹太人，第一代精神分析师中的绝大多数人也是犹太人，他们倾向于认为犹太人更能让人理解弗洛伊德的智慧。早期的精神分析患者中有许多来
68 自富裕的犹太社区。在周三心理学会的巅峰时期，唯一的非犹太成员是欧内斯特·琼斯，一位来自英国伦敦的神经学家。桑多尔·费伦齐是弗洛伊德的亲密知己，早年也担任过国际精神分析学会主席，他这样评论琼斯势单力薄的情形："我从未如此清晰地体会到，

生为犹太人在心理学上有这么大的优势。”根据著名精神病学历史学家爱德华·肖特的说法，早期精神分析运动的潜台词是，“我们犹太人为现代文明带来了宝贵的礼物”。

随着希特勒的纳粹政权加强了对中欧地区，特别是精神分析之都奥地利的掌控，许多精神分析师纷纷逃往更安全的国家。希特勒上台后不久，在柏林市中心举行了一个焚烧精神分析书籍的活动，其中包括弗洛伊德的全部作品。M. H. 戈林医生（希特勒的二把手赫尔曼·戈林的表亲）接管了德国顶尖精神病学组织——德国精神治疗学会，随后清除了其中所有的犹太和精神分析成分，将其重组为帝国心理学与精神疗法研究所。

弗洛伊德在维也纳逗留了尽可能长的时间，甚至容忍了公寓楼道中悬挂的纳粹旗帜。直到 1938 年的一个春日，纳粹突击队袭击了他在二楼的公寓。弗洛伊德的妻子玛莎请突击队员将步枪留在门厅里。指挥官僵硬地称呼房主为“教授先生”，并命令手下搜查整个公寓，查找违禁品。纳粹士兵终于离开后，玛莎·弗洛伊德告诉丈夫，他们抢走了约 840 奥地利先令。“天啊，”弗洛伊德说，“我从来没有哪次看诊收过那么多钱。”

但弗洛伊德最终花了更多钱向纳粹购买出境签证，以带着家
人及财产（相当于今天的 20 万美元）去英国。“出境税”的钱则
来自出售弗洛伊德的论文和工艺品所得，以及弗洛伊德的崇拜者玛 69
丽·波拿巴的慷慨捐助。整个撤离行动是由指挥突袭弗洛伊德家的
纳粹“专员”秘密促成的。（大约在同一时间，另一位不像弗洛伊
德那么臭名昭著的犹太难民和他的家人也逃离了维也纳，他就是九

岁的埃里克·坎德尔，日后他会受到弗洛伊德的启发而成为一名精神病学家，并因对大脑的研究而赢得诺贝尔奖。）几乎一夜之间，弗洛伊德创立的运动在欧洲被扑灭了。

尽管弗洛伊德本人移居伦敦，但大多数流亡的精神分析师都选择在美国寻求庇护，特别是大城市，尤其是纽约。对精神分析运动的成员们来说，这就好像梵蒂冈和主教们将教廷从罗马转移到了曼哈顿一样。这些流亡者中的一些人接受过弗洛伊德本人的分析或培训，因此在美国新兴的精神分析运动中受到了如同皇室成员一般的欢迎。他们获得了一流大学的教授职位，撰写了畅销书，还成立了精神分析机构。

这些致力于精神病学的难民不久后就将改变美国精神卫生保健的本质，但并不一定是朝着好的方向。他们带来了弗洛伊德倡导的以教条和信仰为基础的精神病学方法，同时不提倡质疑和实验。最终，正如弗洛伊德预测的那样，精神分析成为席卷美国医学的瘟疫，以其教条主义和反科学的思维方式感染每一个精神病学机构。但这种对研究和实证验证的抵制不过是问题的冰山一角。

所有这些移民美国的杰出精神分析师都是去国离乡、逃离迫害的犹太人。他们曾接受犹太人的培训，治疗的患者也大多是犹太人，他们还背负着从极端反犹的残酷政权逃离出来的悲惨经历。到
70 了 1940 年，美国精神分析代表了医学史上一种独一无二的现象：它是一种无科学研究支撑的推测性学说，主要适用于一个流离失所的少数族群的特殊心理需求。我很难想象有比这更不适合严重精神疾病患者的疗法了。

精神科医生的崛起

APA 是美国精神病学界首屈一指的专业组织，关于它，公众最熟悉的是其出版的《精神疾病诊断与统计手册》。该协会是美国最古老的活跃医疗组织，始于 1844 年，当时名为“美国精神病机构医院院长协会”。（美国医学会成立于 1847 年。）

成立后的头一个世纪里，APA 几乎完全由隔离医生组成。1890 年，协会在其印章上采用了本杰明·拉什的形象，时至今日，拉什的面孔仍然保留在协会会徽上。1909 年弗洛伊德访美时，协会已经更名为“美国医疗心理学协会”，尽管其会员仍然主要在精神病院工作，1921 年协会采用现用名时，他们的职业还是隔离医生。

弗洛伊德访美后的几十年间，APA 会员认为他关于无意识冲突的理论未经证实，并不特别感兴趣，他的理论似乎与拥挤的疯人院里尖叫和自杀的病人毫无关联。与此同时，美国的精神分析师显然
十分关注 APA。从 1924 年开始，美国精神分析学会就跟随规模更 71
大的 APA，在同一时间、同一城市举行会议。20 世纪 30 年代初，美国精神分析学会开始极力争取 APA 对精神分析法的官方认可，继而引发了后者执行委员会的内部冲突，由此改变了美国精神病学的发展方向。

起初，APA 的主要隔离医生认为弗洛伊德的理论不科学且未经证实，拒绝为其背书。然而，他们的态度最终发生转变，因为他们逐渐意识到，抛开科学不谈，精神分析对他们的专业还是有益处的：这

是一种逃离疯人院的途径。近一个世纪以来，精神科医生在医疗领域能获得的最重要职务就是精神病院院长，即乡间疯人院里的隔离医生，负责管理一大批治愈无望的病人，远离医疗同行，与主流社会脱节。相比之下，神经科医生此时已经开办了环境宜人、利润可观的执业诊所，可以为阔绰的患者治疗头痛、肌肉无力和晕厥，换得丰厚的报酬。神经科医生居高临下地看着乡下精神科的表亲，即使最著名的隔离医生也为他们低下的地位感到不满。精神病学家弗兰克·布雷塞兰德于 1946 年至 1952 年间担任美国精神病学与神经病学委员会主席，经常主持精神科医生和神经科医生的会议。1979 年，我为一部历史纪录片采访他，他向我描述了 20 世纪 40 年代的情形：

> 要让神经科医生和精神科医生并肩而坐是不可能的，因为他们都不太喜欢对方。神经科医生认为神经学是“医学王后”，精神病学则是小丑。同时，精神科医生坚持认为神经科医生嘴上鼓吹着神经学，手里却干着精神病学。

72 现在，在精神病学不光彩的历史上，弗洛伊德不同凡响的精神分析新疗法首次为隔离医生提供了开办个人诊所的机会。作为弗洛伊德、阿德勒、荣格和兰克的信徒，精神分析师可以在约定的客厅那舒适、文明的环境中治疗患有轻微精神疾病的富裕患者。

当然，接受精神分析意味着对精神疾病进行根本性的再定义。以前，健康和疾病之间的界限划分的是**需要**被收容的人与**不需要**被收容的人。精神疾病意味着患者的精神状况问题**严重**，如错乱的精神、令人衰弱的抑郁、不顾后果的狂躁或明显下降的智力。但弗洛伊德模糊了精神疾病和精神健康之间的界限，因为精神分析理论表明，几乎每个人都患有某种通过适当的（精神分析）治疗可以解决的神经症冲突。精神分析引入了一种新型精神疾病患者，一种社会功能健全但希望可以更健康的人。如今，这类人被称为**健康焦虑症患者**（the worried well）。

在欧洲和美国，健康但焦虑的人构成了精神分析的主要市场，他们推动了精神分析的崛起。1917 年，只有约 8% 的美国精神科医生在私人诊所看诊。到 1941 年，这一比例已增至 38%，主要是因为人们接纳了精神分析。到了 20 世纪 60 年代，超过 66% 的美国精神科医生都在私人执业。精神科医生不用再穿着白大褂，每天忍受胡言乱语的紧张症患者[1]的折磨，反之，他们可以与富商讨论童年回忆，温和地引导发型时髦的妇人进行自由联想。

锦上添花的是，精神分析在治疗中赋予了精神科医生一种有意 73
义且积极的角色：就像占卜的女巫一样，他们解读患者的私人情感经历，并借助自己的智慧和创造力形成详细的诊断，制定复杂的治疗方案。他们不再是看护精神病人的倒霉蛋，而是有钱、有教养、有影响力之人的参谋。他们不再是隔离医生，他们已然成为**精神病医生**［缩头人（shrink）[2]］。

1　紧张症患者的典型症状有作态、木僵、模仿动作、刻板动作、缄默症、违拗症、自动症和冲动行为等。

2　英文 shrink 一词有“缩小、使萎缩”的意思，作为精神科医生的俚语称呼，它脱胎于 headshrinker（缩头人）。

“缩头人”一词最早源自20世纪40年代的好莱坞办公室和外景场地，反映了精神科医生这一崭露头角的新角色。在那个时代，冒险类电影在电影院格外流行，尤其是背景设定在异国丛林中的电影，片中的食人族会缩小敌人的头颅。由于第一个将“缩头人”一词用于指代精神科医生的确切人物已不可考，我们无法确定此人是否打算将精神分析与丛林里萨满的古老巫术进行比较，或者意在建议精神分析师要挫一挫电影明星的傲气。前者似乎更有可能。“缩头人”最早出现在印刷物上是在1948年《巴尔的摩太阳报》的一封读者来信中，写信人是一位精神分析师，他在信中回应了知名巴尔的摩作家H. L. 门肯将弗洛伊德疗法严厉贬斥为“无稽之谈”的文章。这位精神分析师反驳道：“在谴责这些绅士是巫医、缩头人、图腾主义者和巫毒教士之前，门肯应该先检查一下证书要求的必修课教学大纲。”

好莱坞文化充斥着自我沉迷、自我提高、虚伪做作，所以它最早接受了这种要求无休止自省的新疗法，这看起来也合情合理。1949年，一项关于流行杂志中漫画的学术研究记录了精神病学职业的转变。作者总结说：“早期关于精神病学的漫画只刻画了疯人院里的精神疾病患者，没有描绘**精神科医生**，因为那时精神病学还不是
74 一门职业。20世纪三四十年代，关于精神科医生的漫画数量大幅增加，直到后来，它们出现得比全科医生和牧师的漫画还频繁。”

1950年，《时代》周刊刊登了一篇有关西部B级片演员豪帕龙·卡西迪（Hopalong Cassidy）的文章，“缩头人”一词由此流行开来。文章中写道：“任何预测他将成为美国儿童心中热情奔放的

偶像的人都会立即被送去看缩头人。”到了20世纪50年代中期，全国都在使用这个说法，甚至在1957年百老汇音乐剧《西区故事》的歌词中也出现了这个用法：

> 喷气机帮：我们都受过创伤。我们都受过创伤。我们是最受创伤的人。我们在精神上受过重创。
>
> 发动机：本庭认为这个男孩学坏，是源于他没有一个正常的家庭。
>
> 干将：嘿，我是因匮乏而堕落！
>
> 发动机：那么，送他去看缩头人吧。

20世纪40年代，得益于其不断增长的影响力，美国精神分析
师渴望获得更大的声望和权力。他们知道，影响力之路要经过医学
院和教学医院，因此精神分析师开始将目光瞄准高校。1940年美
国精神分析学会的一份公告显示，学会鼓励其会员“与附近的大学
签订正式合同”，后来还提出“为了精神病学的利益，特别是为了
精神分析的发展，我们的精神分析培训学院应该培养更多朝着医学
院的学术教职和医院职务方向前进的人”。凯斯西储大学、匹兹堡 75
大学、加利福尼亚大学旧金山分校，约翰斯·霍普金斯大学、宾夕
法尼亚大学、哥伦比亚大学、斯坦福大学、耶鲁大学、哈佛大学，
一所接着一所，精神分析师升任系主任。每拿下一局，精神分析运
动内部都视其为胜利。

到1960年，美国几乎所有重要的精神病学职位都由精神分析

师担任。全美有 20 个精神分析培训学院，其中多数是顶尖大学的精神病学系附属机构。美国精神分析学会从 1932 年（当时第一批欧洲精神分析运动流亡者开始抵达美国）的 92 名会员壮大到 1960 年的约 1 500 名。那时，几乎所有的临床精神科医生，无论获得正式资质与否，都以精神分析为导向。1924 年，第一位亲弗洛伊德派精神科医生当选 APA 主席，之后的 58 年里，学会主席几乎未曾中断地一直由精神分析师担任。

威廉·门宁格是美国最著名、最受尊敬的精神分析师之一，他成了美国精神病学的代表，并在媒体上积极宣传自己的职业；1948 年，《时代》周刊在封面上刊登了门宁格的照片，称他为“美国精神病学销售经理”。门宁格非常有影响力，他于 1948 年与总统哈里·杜鲁门进行了私人会面，并说服总统向 APA 和美国精神分析学会联席会议致信“问候”。杜鲁门写道：“我们比以往任何时候都更迫切地需要人类工程专家。和平最重要的前提必定是理智，理智让全体公民思维清晰。我们必须继续依靠精神病学等精神科学领域专家的指导。”总统所说的“精神病学等精神科学”指的是精神分析，他口中的“人类工程专家”指的是精神科医生。

精神分裂症源性母亲（schizophrenogenic mother）与世界和平

76 得益于在大学医学院和 APA 的影响力，如今精神分析师可以主导未来精神科医生的培养方向。基于生物学和行为理论的课程被减少到最低限度，而受弗洛伊德影响的思想成了所有医学院精神病学课程的核心。实际上，弗洛伊德思想变成了一种包罗万象的世界观，它贯穿于每一名有志于成为精神科医生的学生的培训中。如果一名医学生想成为精神科医生，除了上精神分析课，接受精神分析师督导，她还必须在研究生培训期间经历一次“成功的”精神分析。

想想吧。成为一位精神科医生——一位真正的医学专业人 77
士——的唯一途径是与某人分享你内心最深处的情感、恐惧、愿望，你每晚的梦境和每天的幻想，而这个人将用这些极私密的内容来判断你对弗洛伊德理论有多忠诚。试想一下，如果成为一名理论物理学家的唯一途径是坚定地献身于量子力学理论，或者成为一名经济学家的唯一途径是坦言卡尔·马克思在你的梦中是以天使（或魔鬼）形象出现的。如果医学生想在精神病学界有所发展或成功开办诊所，他们必须效忠精神分析理论。否则，他们可能会被流放到公立医院，通常是州立精神健康机构。如果你想用灌输的方式在某职业内形成一种特定的意识形态，那么强制所有求职者接受忠于这种意识形态的治疗师的忏悔式心理治疗，可能是最好的方法。

假设一位知名精神科医生接受的是弗洛伊德范式之外的培训，如果他质疑精神分析的有效性，那么他会被贴上被动攻击型或自恋型人格障碍的标签，或者在会议上被人喝止。1962 年，大名鼎鼎的精神科医生莱昂·艾森伯格在一次医学教育工作者会议上，对精神分析不科学的本质提出了一些批评。汉娜·戴克在其杰作《〈精神疾病诊断与统计手册（第三版）〉的制定》中写道，艾森伯格哀叹：

“一大群系主任挤到了发言席话筒前。在场的几乎所有杰出人物都站起来捍卫精神分析作为精神病学‘基础科学’至高无上的地位。”

在精神分析的霸权下，精神科医生所受的训练不鼓励他们费心
78 对待那些往往最终被送进疯人院和精神病院的患者，例如埃琳娜·康威，而优先治疗那些对精神分析来说症状更轻、更适合的患者。治疗严重精神疾病患者——精神病学的初心和主要任务——被排在了治疗健康焦虑症患者之后。爱德华·肖特在《精神病学史》中分享了20世纪40年代特拉华州立医院一位精神病学住院医师的回忆：

> 应当迫切强调的是，我们应该将依托机构的精神病学视作短暂过渡阶段。我们的理想职业目标是在私人诊所从事精神分析，同时接受独立于高校院系的精神分析学院的指导培训。从20世纪40年代精神分析理论的观点来看，我们在特拉华州立医院的日常治疗活动非常可疑。我们被告知，躯体疗法只是权宜之计。它们不是在揭示问题，而是在隐藏问题。为情绪激动的精神疾病患者开具镇静剂没有疗效，它反映的是医生的焦虑。

成功征服精神病学界，并为该专业创造了一种私人执业形式之后，美国的精神分析师重新对其疗法的效力进行了评估，并得出结论，疗效比最初认为的更加强大。弗洛伊德本人曾说，精神分裂症患者和躁郁症患者不适合接受精神分析。受大师的影响，大多数精神分析师回避对重度精神疾病的治疗。但随着20世纪的发展，美
79 国的精神分析师开始更自信地断言：说服精神分裂症患者放下妄

想，劝诱躁郁症患者摆脱狂躁，引导自闭症患者走出自闭，这些都是可能的。美国精神分析运动推出了一项新的职业倡议：将隔离医生转变为分析师。

促就这场专业转型的先驱之一是在瑞士接受教育的精神病学家阿道夫·迈耶。他于 1892 年移民美国，最初是一名神经病学和神经病理学执业医师。1902 年，他出任纽约州病理学研究所（现称纽约州精神病学研究所）主任。他开始主张，严重精神疾病是由人格功能障碍而非脑部病变引起的，而且弗洛伊德的理论为人格功能障碍如何导致疾病提供了最好的解释。1913 年，迈耶成为约翰斯·霍普金斯大学第一家综合医院精神科住院门诊的主任，他开始应用精神分析法来治疗诊所里的精神分裂症和躁郁症患者。

受到迈耶在巴尔的摩所做的开创性工作的影响，马里兰州两家位于他诊所附近的机构成了用精神分析治疗严重精神疾病的旗舰医院，即栗庄疗养院和谢泼德与伊诺克·普拉特医院。1922 年，精神科医生哈里·斯塔克·沙利文来到谢泼德·普拉特医院。沙利文认为，精神分裂症是“焦虑反应”（无法成功应对生活压力）的结果，只会发生在性体验不满意的人身上。在阿道夫·迈耶的指导下，沙利文开发了治疗精神分裂症患者的最早的精神分析法之一。他认为精神分裂症患者在将生活经验整合为自洽的个人叙事方面有困难，所以他找到了医院中与精神分裂症患者有相似个人背景的工 80
作人员，鼓励他们与患者闲谈，希望这样可以为精神分裂症患者“混乱的生活经验”提供意义和自洽性。

很快，全国各地纷纷开设了其他精神分析医院。除了栗庄疗养院和谢泼德·普拉特医院，波士顿的麦克林医院、斯托克布里奇的奥斯汀·里格斯医疗中心和纽约市的布卢明代尔疯人院也成了严重精神疾病患者的精神分析治疗堡垒，它们面向的人群是有支付能力的患者。堪萨斯州托皮卡市的门宁格诊所是精神分析与疯人院精神病学融合的著名范例。（根据约翰·赖尔一个多世纪前的描述）诊所坐落于一个独立的乡村院落，由门宁格家族的三代医生经营。该诊所十分受富裕患者青睐，他们会待上很长时间，有时长达数年，在那里接受自由联想、梦境分析和其他精神分析强化治疗。在大约50年的时间里，门宁格诊所是全美领先的精神病治疗机构；当时，前往托皮卡市就诊相当于祈求奇迹的病人前往卢尔德[1]朝圣。曾在诊所接受恢复治疗的名人包括多萝西·丹德里奇、朱迪·嘉兰、罗伯特·沃克、玛丽莲·梦露，近年来则有布雷特·法夫尔[2]。

150多年来，令人费解的精神疾病不仅让隔离医生、生物精神科医生和心理动力学精神科医生束手无策，如今还成了新型后弗洛伊德精神分析解读的对象。1935年，从德国移民的精神分析师
81 弗里达·弗罗姆-赖克曼（她是小说《我从未承诺给你一座玫瑰花园》中精神科医生的原型，并因此出名）来到了栗庄，她开始着手修改沙利文关于精神分裂症的理论。在弗罗姆-赖克曼看来，精神

1 卢尔德，欧洲著名的天主教徒朝圣之地，位于法国南部。

2 多萝西·丹德里奇，美国演员，史上第一位提名奥斯卡影后的黑人女演员，代表作有电影《卡曼·琼斯》《波吉和贝斯》等。朱迪·嘉兰，美国演员、歌唱家，代表作有电影《绿野仙踪》《一个明星的诞生》。罗伯特·沃克，美国演员，代表作有电影《圣女之歌》。布雷特·法夫尔，美国著名橄榄球运动员。

分裂症不是由患者的焦虑反应引起的，而是由患者的母亲导致的。“精神分裂症患者非常怀疑和怨恨其他人，”她写道，“这是由于早在婴儿和孩童时期，身边一些重要的人对他过分抑制和驳斥——通常是精神分裂症源性母亲。”

弗罗姆-赖克曼认为，精神分裂症源性母亲有毒的行为模式在孩子身上诱发了精神病。当然，这种说法对精神分裂症患儿的父母来说并不是好消息。但不用担心，弗罗姆-赖克曼向他们保证：因为精神分裂症反映的是父母埋在孩子身上的心理冲突，所以可以通过长期的谈话疗法来治疗。

继弗罗姆-赖克曼之后，父母——尤其是母亲——成为各种精神疾病的罪魁祸首：由于人的早期性心理发展是滋生所有疾病的土壤，精神分析师声称父母是精神病理学上的主要罪人。著名人类学家格雷戈里·贝特森是玛格丽特·米德[1]的丈夫及加利福尼亚州心智研究所的一名研究员，他提出了关于精神分裂症病因的“双重束缚”理论，认为母亲是家庭中最病态的成员。贝特森认为，母亲矛盾的要求（双重束缚）导致孩子患上精神分裂症——例如，同时要求“别人跟你说话时要答话！”“不要回嘴！”，或者告诉孩子要“主动做点什么”，随后又批评其未经允许擅自行事。他认为，人的自我会通过躲进幻想世界来处理这种取胜无望的境况，在那里，不可能 82
的事情变得可能——乌龟会飞，人可以在说话的同时保持沉默。

---

1 玛格丽特·米德（Margaret Mead），美国人类学家，现代人类学奠基过程中的重要学者。

自闭症？那要怪“冰箱母亲”，即对孩子冷漠无情的照料者。同性恋？那是因为专横的母亲给儿子灌输了对阉割的恐惧以及对女性根深蒂固的抗拒。抑郁症？如著名精神分析师桑多尔·拉多所言，“自我试图惩罚自己，以预先阻止父母的惩罚”。换句话说，自杀念头是将童年时对父母的愤怒转向自我的结果，因为你无法向父母表达自己的真实情感而不害怕他们会报复。偏执狂？分析师梅兰妮·克莱茵认为：“出生后的头六个月内，孩子吐出母亲的乳汁，害怕母亲会因为他对她的憎恨而报复，偏执狂便形成了。”

但这还不够，父母不仅要忍受孩子患有精神疾病的悲剧；在经历了愚蠢可笑的诊断的打击后，他们还要忍受这样的侮辱——孩子得病都怪自己行为不当。但更糟糕的是治疗。几个世纪以来，精神分裂症和躁郁症一直披着神秘的外衣，这使得唯一有效的医学治疗就是住院，如今人们认为这些病可以通过适当的谈话疗法治愈。就像对待被困在树上的宠物猫一样，只需诱导精神错乱的人爬下树，回到现实，便万事大吉了。这种信念导致了五花八门的情况，有的荒谬可笑（如精神科医生要求精神错乱的患者谈论他们的性幻想），有的不亚于灾难（如精神科医生鼓励有自杀倾向的患者接受父母从未爱过自己的事实）。我接触过几千名精神分裂症患者，我可以保证，患者被谈话治愈的概率与通过排便把疾病排出去的概率相当。

83 时间来到 1955 年，大多数精神分析师均得出结论，认为包括神经症和精神病在内的**所有**精神疾病都是内在心理冲突的表现。但美国精神分析运动的狂妄自大并没有就此止步。到这个阶段，如果可以让精神分析运动坐在自己的治疗沙发上，它会被诊断出典型的躁狂症：行为放肆，想法夸张，荒唐地相信自己可以改变世界。

在将严重精神疾病患者纳入其不断扩大的诊断范畴之后，精神分析师现在想要将人类其余成员也拉入他们的马戏团大帐篷。卡尔·门宁格（威廉·门宁格的哥哥）在他出版于 1963 年的畅销书《至关重要的平衡》中写道：“精神疾病患者是个例的观念已经一去不复返了”，“现在普遍接受的观点是，大多数人在某些时候都会患上一定程度的精神疾病”。该书向读者提供了如何应对“日常人生”及“精神错乱”所致压力的详细建议。门宁格称，通过接受精神分析，我们有可能实现“比健康更健康”的状态。由此，精神分析从医学专业跨界到了人类潜能运动。

人们不再接受将人类行为分为正常行为和病态行为的做法，因为几乎所有人的行为都反映了某种神经症冲突。冲突与生俱来，就像指纹和肚脐一样，没有哪两个冲突完全相同。从 20 世纪 50 年代末 60 年代初开始，精神分析师试图说服公众：我们**都是**行走的伤员、正常的神经症患者、功能健全的精神疾病患者……根除内在冲突，实现我们作为人类的全部潜力的秘诀，就在弗洛伊德的学说中。

然而，如此雄心勃勃的宣言仍然满足不了精神分析师的野心。 84
精神分析运动相信，弗洛伊德的理论深刻至极，可以解决当时的政治和社会问题。由威廉·门宁格牵头的一群精神分析师成立了“精神病学促进小组”。该组织于 1950 年发布了一份题为《精神病学的社会责任：导向性声明》的报告，倡导对抗战争、贫困和种族主义的社会行动。尽管这些目标是值得称赞的，但精神病学对其有能力实现这些目标的信心是堂吉诃德式的。虽然如此，该报告还是有助于说服 APA 将焦点转向解决重大社会问题，甚至帮助形成了致力于研究精神疾病的最大联邦机构的议程。

1949 年 4 月 15 日，哈里 · 杜鲁门正式成立了国家精神卫生研究所（NIMH），并任命执业精神分析师罗伯特 · 费利克斯为首任所长。在精神分析社会行动精神的指导下，费利克斯宣称，使用精神分析进行社区早期干预可以防止轻微精神疾病演变为不可治愈的精神疾病。费利克斯明确禁止研究所资助精神病院，并拒绝资助包括脑研究在内的生物研究，因为他认为精神病学的未来在于社区行动和社会工程。费利克斯精力充沛，魅力天成，擅长组织政治，他成功说服国会和慈善机构相信，只有消除种族主义、贫困和无知这些压力源，才能预防精神疾病。从 1949 年到 1964 年，这家代表美国精神病学的最大研究机构传达的信息不是“我们将在大脑中找到精神疾病的答案”，而是“如果我们改善社会，我们就可以根除精神疾病”。

受 APA 和国家精神卫生研究所的影响，精神分析师甚至向所
85 在专业组织施压，要求其反对美国参与越南战争，反对学校种族隔离；他们“在精神病学的战场上与马丁 · 路德 · 金一同游行”。精神分析师不仅想拯救你的灵魂，还想拯救世界。

到了 20 世纪 60 年代，精神分析运动已经披上了宗教的外衣。一流的执业医师主张，我们都是神经症的罪人，但在精神分析的沙发上，我们可以获得忏悔和宽恕。耶稣的话可能也归弗洛伊德所有：“我就是道路、真理、生命；若不借着我，没有人能到父那里去。”精神分析师为政府机构和国会提供咨询，被《时代》周刊和《生活》杂志报道，还经常在脱口秀节目中担任嘉宾。被“缩头”

已经成为美国中上阶层生活的完美象征。

在精神分析的推动下，精神病学完成了从乡村疯人院到核心街区的漫长征程，实现了从隔离医生到精神分析师再到社会活动家的演变。然而，抛开种种炒作，对于日复一日生活在严重精神疾病带来的混乱中的患者们，它在缓解其症状和痛苦上能做的、已做的，都接近于无。精神分裂症患者没有好转；躁郁症患者没有好转；焦虑症、自闭症、强迫症和有自杀倾向的病人也没有好转。就算答应得再漂亮，精神病学在结果上还是完全辜负了它的承诺。如果不能帮助最需要帮助的人，那么精神病学有什么用？

其他医学专业充分认识到了精神病学的无能、固步自封和自娱自乐。其他领域的医生对待精神科医生的态度，有的是困惑不解，有的则是公然嘲讽。人们普遍认为精神病学是游手好闲之徒、江湖郎中和深陷精神问题困扰的学生的庇护所，持这种看法的不止医疗专业人员。弗拉基米尔·纳博科夫[1]总结了许多怀疑派人士的态度，他写道："让那些易受骗的人和庸俗的人继续相信吧：每天把古希 86
腊神话用在私处，就能治愈一切精神困扰。"

随着精神分析在 20 世纪 50 年代末逐渐逼近顶峰，精神病学却像陷入沉睡的酒驾司机，完全无视危险，偏离正轨。回顾过去，我们很容易看出美国精神病学为何在歧途上越走越远：因为它依赖的指南是一张残破的精神疾病地图。

1 弗拉基米尔·纳博科夫（Vladimir Nabokov），俄裔美籍作家，代表作有《洛丽塔》《微暗的火》等。

第三章　什么是精神疾病？诊断大杂烩

有关精神健康的统计数据显示，每四个美国人中就有一个面临精神健康困扰。想想你最好的三个朋友。如果他们没问题，那就是你有问题了。

——丽塔·梅·布朗[1]

定义疾病和健康几乎是不可能的任务。我们可以将精神疾病定义为使人感到不适的某种存在状态。这种痛苦可能出现在患者本人或他周围的人身上，也可能两者兼有。

——精神分析师卡尔·门宁格，

《至关重要的平衡：精神健康和疾病的生命过程》

精神病学中最重要的三个字母

87 如果你咨询过精神健康专业人士，你很可能已经见过 D、S、

1 丽塔·梅·布朗（Rita Mae Brown），美国女性主义作家，活跃于许多民权运动中。

M 这三个字母，它是有着复古名称的《精神障碍诊断与统计手册》[1]这本书的书名首字母。这本关于所有已知精神疾病的权威手册被称为“精神病学圣经”，这是有充分理由的——每一种对精神疾病的神圣诊断都被刻写进了书页，无一例外。你也许没有意识到，DSM可能是过去一个世纪中最有影响力的书。

它的内容直接影响着数亿人的工作、学习和生活，以及他们是否入狱。DSM 是数百万名精神科医生、心理咨询师、社会工作者、
精神科护士等任何类型的精神健康专业人员的职业手册。联邦医疗 88
保险、医疗补助计划和私人保险公司付给医院、医生、药店和实验室的数千亿美元全凭它决定。学术研究申请经费是否获批，取决于申请人如何使用手册的诊断标准。它刺激（或扼杀）了数百亿美元的药物研发。成千上万个医院、诊所、办公室、学校、大学、监狱、养老院和社区中心的项目都依赖其分类。DSM 规定了雇主必须为精神残障员工提供的适应措施，也界定了劳动者的精神疾病索赔。律师、法官和监狱官员使用该手册来确定法律程序中的刑事责任和侵权赔偿。如果父母称其子女患有手册中儿科类目下的精神疾病，则其子女可以享受免费教育或使用特殊教育资源教室。

但该手册影响最大的是数以亿计渴望从精神障碍的痛苦中解脱出来的男男女女，因为这本书首先明确定义了每一种已知的精神疾病，正是这些清晰详细的定义赋予了 DSM 对社会如此广泛而强大

---

1 以下将使用其简称 DSM。DSM-Ⅱ、DSM-Ⅲ、DSM-Ⅳ、DSM-Ⅴ分别指《精神障碍诊断与统计手册》第二、三、四、五版。

的影响力。

那么，我们是怎么走到这一步的呢？我们是怎么从精神分析对精神分裂症源性母亲和无意识冲突导致的神经症的定义，过渡到 DSM 对分裂情感性障碍-抑郁型（编码 295.70）和拔毛癖 / 拔毛障碍（编码 312.39）的定义呢？我们怎么能确信 21 世纪对精神疾病的定义要比弗洛伊德的好呢？我们在后面会看到，精神分析和 DSM 的故事平行发展了近一个世纪，直到双方展开了一场动摇精神病学地基的战斗——争夺精神病学之魂，即精神疾病的定义。

89 “精神病学圣经”的起源可以追溯到 1840 年，这一年，美国人口普查局首次收集了精神疾病的官方数据。当时距美国建国不过五六十年，梅斯默去世不久，弗洛伊德还未出生，全美几乎所有精神科医生都还是隔离医生。美国痴迷于对公民进行统计计数，因为宪法规定必须十年一次开展普查。1830 年的人口普查首次统计了残疾人口数量，但范围只限于耳聋和失明人口。1840 年，普查增加了一种新的残疾——精神疾病，表格上有一项“精神失常和愚蠢”的单一勾选框。

普查把所有各种各样的精神和发育障碍都混为一类，也没有给联邦法警队提供任何指导，告诉他们如何判断公民是否应该勾选“精神失常和愚蠢”这一栏。根据当时流行的思想，普查局很可能认为“精神失常”是指一切需要住院治疗的严重精神障碍，包括我们今天所说的精神分裂症、躁郁症、抑郁症和痴呆症。同样，“愚蠢”可能指的是所有智力功能下降的情况，今天我们会将其细分为唐氏综合征、自闭症、脆性 X 综合征、呆小症等。但在没有任何明确指导的情况下，到底什么状况构成精神残疾？每个法警都形成了自己独特的概念，而这些概念通常明显受到种族主义影响。

“普查报告中关于本国人民精神失常、失明、失聪、愚蠢的内容存在极其刺目、显著的错误。”美国统计协会在1843年告知众议院，这也许是最早反对精神疾病标签的公民抗议的例子，“在许多 90
城镇，所有有色人种均被认定为精神失常；还有很多其他城镇，这一不幸的种族中有三分之二、三分之一、四分之一或十分之一被报告为精神失常。此外，普查中关于白人精神健康情况的错误同样明显。”更令人担忧的是，这次普查的结果被用来为奴隶制辩护：因为北方各州非裔美国人精神失常和愚蠢的比例要高于南方各州，所以奴隶制的支持者辩称奴隶制有益于精神健康。

令人惊讶的是，将精神健康问题分为精神失常和愚蠢两类的初级分类方式一直延续至今。在我写下这些文字时，每个州均为精神疾病和发育障碍设立了独立的管理机构，尽管它们影响的大脑结构和功能是类似的。这种有些武断的区分反映出：影响我们对这些健康问题看法的是历史和文化，而非任何科学上合理的现实。与此类似的人为分类也导致了药物成瘾障碍服务通常由独立的政府机构和基础设施提供，尽管和其他任何疾病一样，成瘾障碍已经是医学研究和治疗的对象。

20世纪初，美国人口普查开始更多关注精神病院病人的统计数据，因为人们认为大多数精神疾病患者可以在精神病院中找到。但每家机构都有自己的病人分类系统，因此这些统计数据仍然极不

一致且十分主观。为解决分类体系混乱的局面，1917 年，美国医
91 学心理学协会（APA 前身）指派其统计委员会建立一个统一系统，用于收集和报告美国所有精神病院的数据。

委员会由执业的隔离医生而非研究人员或理论家构成，他们依据临床共识将精神疾病分为 22 个“组别”，如“伴有脑肿瘤的精神病”“梅毒引起的精神病”“老年痴呆引起的精神病”。由此产生的体系被编成了一本薄薄的册子，以《供精神病院使用的统计手册》（*The Statistical Manual for the Use of Institutions for the Insane*）为名出版了，不过精神科医生很快称之为《标准》（*the Standard*）。

接下来的 30 年间，《标准》成为美国使用最广泛的精神疾病汇编，尽管该手册原来唯一的目的是收集精神病院病人的数据；它并非用于诊断精神科医生办公室的门诊病人，实际中也没有这样使用过。《标准》是《精神疾病诊断与统计手册》的直接前身，后者借用了其标题中的“统计手册”，而这个短语又是从 19 世纪表述人口普查的用语中借来的。

尽管有了《标准》，但在 20 世纪初，人们并没有就精神疾病的基本分类达成任何共识。每家大型精神病学教学中心都在使用符合本地需求的、自己的一套诊断体系；精神疾病在纽约、芝加哥和旧金山有着各不相同的定义。这导致谈论名称、症状和所谓病因简直是鸡同鸭讲，妨碍了专业交流、学术研究和准确医疗数据的收集。

大西洋彼岸的情况则与此不同。19 世纪后期之前，欧洲在精神疾病分类方面所做的尝试和美国的情况类似，也是一片混乱。后

来，一位卓越的分类大师在混乱中崭露头角，这位德国精神病学家 92
为欧洲大陆的精神病学诊断带来了严谨的秩序。他影响了世界对精神疾病的看法，他的影响最终可与西格蒙德·弗洛伊德比肩，甚至更胜一筹。

他以奇妙的方式打扮自己

埃米尔·克雷佩林1856年出生于德国，他与弗洛伊德同年出生，二人的出生地相距不过几百英里[1]。（在德语国家出生的精神病学领域的重要人物数不胜数，如弗朗茨·梅斯默、威廉·格里辛格、西格蒙德·弗洛伊德、埃米尔·克雷佩林、朱利叶斯·瓦格纳-尧雷格、曼弗雷德·萨克尔、埃里克·坎德尔，精神病学简直可以叫作“德语学科”。）克雷佩林在著名神经病理学家保罗·弗莱希格和实验心理学创始人之一威廉·冯特门下接受了医学培训。在这两位经验主义者的指导下，克雷佩林终身重视研究和真凭实据的价值。

在现今的爱沙尼亚担任精神病学教授以来，杂乱无章的诊断术语让克雷佩林大为震惊，他尝试寻找一种合理的方法让精神疾病的分类更一致、有序。最为棘手的问题之一是，许多看似不同的疾病常常有相同的症状。例如，焦虑是抑郁和癔症的突出症状，而精神病、躁狂症和严重抑郁症患者都表现出妄想的症状。这种重叠导致

1　1英里约等于1.609千米。

许多精神科医生将抑郁症和癔症合并为一个类别，或将精神病和躁狂症合并为一种疾病。

克雷佩林确信可观察的症状对区分精神疾病至关重要，但他
93 认为仅有症状是不够的。（这样做就相当于把有发热症状的疾病都归在单一诊断下。）因此，他寻找了其他可以帮助区分疾病的标准。得益于对患者病情的长期追踪，最终他找到了。克雷佩林判定，不能仅根据症状来组织疾病分类，还要依据每种疾病的病程。例如，一些精神病会在没有明显原因的情况下逐渐消退，而其他精神病则会不断恶化，直到患者无法自理。1883 年，克雷佩林编写了一份特别分类系统草案，将其汇总在《精神病学纲要》手册中。

94 在纲要中，克雷佩林根据患者的生活史将精神疾病分为三类：早发性痴呆、躁郁症和偏执狂。早发性痴呆最接近我们今天所称的精神分裂症，尽管克雷佩林只将此诊断用于智力持续恶化的患者身上。躁郁症与现代的双相情感障碍概念吻合。克雷佩林的分类方案即刻引发了争议，因为早发性痴呆和躁郁症在当时通常被认为是同一潜在障碍的表现，尽管克雷佩林为他的区分方式做了辩护，指出躁郁症是间歇性的，而早发性痴呆是持续性的。

尽管克雷佩林的新提议最初遭到了抵制，但他的分类系统最终被大多数欧洲精神科医生接受，到了 19 世纪 90 年代，它已然成为欧洲精神科医生交流精神病学问题的首选通用语言，无论他们的理论立场如何。为阐明该分类系统，克雷佩林根据接触过的患者，对典型病例做了生动描绘。这些描绘演变为教育工具，影响了欧洲一

代又一代精神科医生，至今仍然和他 100 多年前所刻画的一样引人入胜。他对早发性痴呆和躁郁症的描述说服了许多精神科医生，让他们相信二者是不同的。以下是他对早发性痴呆的描述：

> 患者会看到老鼠、蚂蚁、地狱的猎犬、镰刀和斧头。他们听到公鸡的啼鸣、枪声、鸟的啁啾、幽灵的敲门声、蜜蜂的嗡嗡声、低语、尖叫声、责骂声，还有地窖传来的声音。这些声音说：“那个人必须被砍头，被绞死”，“畜生，恶棍，你完蛋 95
> 了。”患者是最大的罪人，他否认了上帝，上帝已经抛弃了他，他永远迷失了，他要下地狱。患者注意到，人们以一种奇怪的方式看着他，取笑他，嘲讽他，人们在戏弄他。人们窥视他；犹太人、无政府主义者、唯灵论者迫害他；他们用有毒的粉末污染大气，用氢氰酸给啤酒下毒。

以下是他对躁郁性精神病的描述：

> 患者不觉得疲劳，他的活动日夜不停，思绪源源不断。患者更换家具，拜访远方的熟人。政治、通用语言、航空、妇女问题、各种公共事务及其改进的需要，都让他有事可做。他印了 1.6 万张介绍自己所在的小村庄的明信片。他不能沉默太久。患者吹嘘自己在婚恋市场上很抢手，宣称自己是伯爵，谈论可能会继承的遗产，印制有王冠图案的名片。他能替代许多教授或外交官。患者唱歌，喋喋不休，跳舞，嬉戏，做体操，

> 打拍子，拍手，骂人，威胁，把所有东西扔在地上，脱衣服，以奇妙的方式打扮自己。

随后的十年里，克雷佩林匆匆汇编的大纲逐渐发展成了一部广受欢迎的教材。新版面世的频率加快，一部比一部厚。到了20世纪30年代，大多数欧洲精神科医生接受了克雷佩林的思想和分类法。然而，大西洋彼岸的情况迥然不同。虽然20世纪初期
96 美国的一小部分隔离医生采纳了克雷佩林的诊断体系，但二战结束时，克雷佩林对美国精神病医学的影响几乎被弗洛伊德派的崛起完全抹去了；与此同时，弗洛伊德派在欧洲的影响力也被纳粹清除了。

无限的神经症

精神分析理论认为，精神疾病源自个体独特的无意识冲突，因此它具有无限的多样性，不能被整饬地划分到诊断框中；必须视每个病例自身情况来治疗（和诊断）。相反，克雷佩林给精神健康和精神疾病划分了一条明确界线。这条线本身，以及他基于症状与病程的障碍分类系统，均与精神分析对疾病的看法背道而驰。弗洛伊德派认为，任何个体的精神状态都处于连续统一体上，精神障碍和心智健全之间不存在泾渭分明的分界线，人人都有一定程度的精神功能障碍。

弗洛伊德承认失常行为的一般模式，如癔症、强迫症、恐惧

症、焦虑症和抑郁症，但他认为这些都是神经症多变的表现形式，源头是特定发展阶段的情感压力。例如，如果对阿比盖尔·艾伯克朗比做精神分析，弗洛伊德派的诊断可能会将她的焦虑发作与她对父母严格的路德教派培养方式的反应，以及她早早离家且未婚的决定联系起来。鉴于阿比表现出的强烈恐惧和不适症状，以及定期发 97
作时伴随的心悸、出汗和头晕，克雷佩林式的诊断会将阿比描述为焦虑症患者。（威廉·赖希的诊断方法构成另一重对比：他认为阿比身体中的阻塞限制了生命能自由流动，进而导致了焦虑。）

精神分析师认为，过多关注患者的具体症状可能会分散注意力，让医生辨别不了疾病的真正本质。精神分析师的正确角色是超越单纯的行为、症状或其他方面，以揭示患者隐藏的情感动力和过往生活经历。考虑到双方在精神疾病基本概念上的根本冲突，埃米尔·克雷佩林公开嘲讽精神分析也就不足为奇：

> 弗洛伊德式研究的典型特征随处可见，他们将主观臆测和推断当作确定的事实，毫不犹豫地以此建立愈发高耸的新空中楼阁，他们喜欢根据一项观察一概而论。我更习惯于在直接经验这一更为坚实的基础上前进，本着自然科学的世俗良知，我每走一步都会遇到反对、不确定性和怀疑，而弗洛伊德的追随者用想象建起的高塔却毫不费力地带他们越过了这些问题。

更有甚者，每个精神分析流派的分析师对无意识冲突都有自己的定义和分类。严格的弗洛伊德派强调性冲突的核心作用。阿德勒 98

派则将攻击性确定为冲突的根源。自我心理学派将这些方法结合起来，同时关注性冲突和攻击驱力。与此同时，荣格派则试图寻找个体潜意识中心理原型之间的冲突。

其他精神分析师索性凭空杜撰自己的诊断。著名的奥地利流亡者海伦娜・多伊奇创造的“仿佛型人格”（as-if personality）所描述的那些人“看起来很正常，因为他们用伪情感联系替代了与他人真正的联系；他们表现得‘仿佛’与他人有情感、有关系，而不是有肤浅的伪关系”。保罗・霍赫和菲利普・波拉廷提出了“伪神经症性精神分裂症”（pseudoneurotic schizophrenia），用来描述那些在人际关系中情感依恋过少或过多的人。被诊断为伪神经症性精神分裂症的患者曾一度被转介到我所在的哥伦比亚大学的精神外科诊所，当时霍赫在那里工作，想到这一点就让人不寒而栗。

弗洛伊德也为精神病理学贡献了一份力量，比如他首创了肛门滞留型人格障碍：“一种以有序、吝啬和执拗为特征的肛门型人格。”在弗洛伊德看来，过度进食、过度摄入酒精或药物的人是口腔依赖型人格，他认为他们在婴儿时期被剥夺了口服营养物（即母乳喂养）。弗洛伊德将其他神经症冲突描述为俄狄浦斯情结（男性在无意识中想要杀死父亲，并与母亲发生性关系）、伊莱克特拉情结（女性在无意识中想要杀死母亲，并与父亲发生性关系）、阉割焦虑（男孩害怕因恋母而被罚割掉阴茎），或阴茎嫉妒（女性在无意识中想要拥有阴茎带来的权力和地位）。

99 同性恋无疑是最臭名昭著的精神分析诊断。在社会认为同性恋既不道德又非法的年代，精神病学也将其视作精神障碍。讽刺性的是，弗洛伊德本人并不认为同性恋是精神疾病，他还在信件和私人交流中对同性恋友人表达了支持。但是，从 20 世纪 40 年代到 70 年代，精神分析学对同性恋的一种主流观点认为，同性恋是在生命的头两年形成的，因为专横霸道的母亲禁止儿子与她分离，而软弱无用的父亲没有为儿子做个榜样，也没有支持他摆脱母亲的束缚。

这种将同性恋归因于无意识冲突的做法毫无根据且极具破坏性，这也表明了滥用精神分析法做诊断普遍不可靠。在缺乏严格的科学方法论的情况下，治疗师容易将个人的价值观和直觉投射到患者的心理状况上。到二战爆发时，每位精神分析师对什么构成心理冲突以及如何识别冲突都有自己的定义；克雷佩林的思想让欧洲精神疾病的分类井然有序，而美国的诊断仍然处于混乱状态。美国的精神科医生一手缔造了一摊杂乱无章的诊断大杂烩。

出人意料的是，最终向精神病学伸出援手的是美国军方。

精神错乱的士兵

随着二战期间招募的士兵越来越多，美国军方遇到了一个令人困惑的问题。入伍过程涉及一项医疗评估，由军医确定准新兵的健康状况是否适合服役。军方官员预计，因医学原因入伍遭拒的比率在州与州之间应该是稳定的，但在回顾全国各地的实际拒绝率 100
时，他们惊讶地发现差异极大。威奇托征兵委员会的拒绝率可能是 20%，而巴尔的摩征兵委员会可能会拒绝 60% 的申请者。军方官员仔细研究该问题后，他们意识到这种差异不是出于扁平足或心脏杂音等身体原因，而是因为不同医生判断新兵是否患有精神疾病的比率出现了显著差异。

军队没有考虑将当代精神疾病诊断方法应用于征兵的后果。如果军医发现准新兵不适合服役，他需要说明导致其不合格的确切诊断……但受弗洛伊德影响，美国精神病医生不习惯给明确诊断。每位精神分析派的精神科医生都对被埋藏的冲突和神经症有自己奇特怪异的解释。即便是非弗洛伊德派的医生，也没有一个公认的的诊断系统可用于证明拒绝的合理性。他们通常会参照《标准》。但《标准》的制定是为了收集精神病院病人的数据，而不是为了在更广泛的群体范围内诊断精神疾病，当然也不能用来评估准士兵是否能在战场上正常作战。

许多在军事环境中表现出问题行为的应征者——例如不能集中注意力或对权威产生敌意——都被归类为“病态人格”。一些征兵委员会以“精神病”为由拒绝了多达 40% 的应征者。

为建立统一、全面的系统以评估征兵对象的精神健康，陆军在
101 1941 年召集了一个委员会，由 APA 前主席、门宁格诊所共同创始人威廉·门宁格牵头，旨在制定一套定义明确的精神疾病诊断法，用于判断应征者是否适合服役。（讽刺性的是，威廉的哥哥、精神分析师卡尔在《至关重要的平衡》中写道：“精神疾病就是精神疾病，世上仅此一类。因此，诊断命名不仅毫无用处，甚至还会带来限制、成为妨碍。”）

1943 年，门宁格发布了新的精神障碍分类系统。这是一份 28 页的战争部门技术公告，依公告编号简称《医学 203》。它即刻成

了美国军队诊断新兵和士兵的官方手册。《医学 203》描述了约 60 种疾病，代表了临床精神病学的一个里程碑：这是首个对所有已知精神疾病进行分类的诊断系统，包含了精神病院病人的严重精神障碍，以及在社会中功能健全患者的轻微神经症。

精神疾病诊断终于有了一份完整的路线图。然而，民间精神科医生几乎完全忽视了《医学 203》。在私人诊所看诊的精神病医生的主流看法是：“二战前我用不上毫无意义的分类手册，现在就更不需要了。”精神分析师继续使用自己的创造性诊断，而收容院的精神科医生和教学中心则继续参照《标准》或当地流行的版本。

二战结束后，美国精神病学的诊断系统仍然是个大杂烩。设想一下这样的医学界：军医以这种方式定义心脏病发作，大学以那种方式定义，而医院用的又是另一种方式，同时初级保健医生认为，
每个人的心脏都有不同程度的问题，所以实际上根本不存在心脏病 102
发作这回事。美国精神病学无疑在经历一场可靠性危机。

在 1949 年的一项著名研究中，三位精神科医生分别单独访谈了相同的 35 名患者，并为每名患者独立提供了诊断。最终，他们只在五分之一的患者身上达成了一致的诊断意见（如“躁郁性精神病”）。（试想一下，如果只有五分之一的皮肤科医生一致认为你皮肤上的痣是皮肤癌，你会有多么沮丧……）APA 领导层认识到，这场可靠性危机最终会损害精神病学的公信力。尽管许多精神分析师嗤之以鼻，但 APA 于 1950 年成立了一个命名与统计委员会，委员会的任务是制定一个诊断系统，一劳永逸地将民间精神病学中精神疾病的分类标准化。不同于《标准》，新系统将包含与私人诊所相关的诊断，即精神

病医生每天在诊所中观察到（或自认为观察到）的精神疾病。

委员会以《医学 203》为起点，直接从门宁格的军事公告中引用了大量内容。与此同时，委员会还通过沿用《标准》名字中的“统计手册”一词，寻求与《标准》建立连续性。1952 年，APA 发布了新诊断系统，即第一版《精神障碍诊断与统计手册》，也就是我们今天所说的 DSM-Ⅰ。它列出了 106 种精神障碍，在《标准》的 22 种障碍和《医学 203》的 60 种障碍基础上进行了扩充。它在很大程度上借用了精神分析的概念，最明显的是 DSM-Ⅰ中对精神障碍的命名，这些疾病被称为“反应”（reaction）。这个词由从神经学家转变而来的精神分析师阿道夫·迈耶于 1906 年提出。他在担任 APA 主
103 席期间监督了 DSM-Ⅰ的制定，他认为精神疾病源于人格功能失调，而非大脑，并假定其由应对生活压力时适应不良的反应导致。他将精神疾病重新定义为生物心理社会模式[1]中的“反应类型”（reaction types），而不是生物学意义上可明确的自然疾病实体。例如，精神分裂症是对生活中压力与挑战的一系列不受控制的反应。该观点在 DSM-Ⅰ对精神病反应的描述中得到了延续和体现：“精神病反应可以定义为，个体为努力适应内外部压力，利用严重的情感障碍、深度自闭和脱离现实，和 / 或形成妄想或幻觉所做的反应。”

从前那个由各机构自行定义疾病的、支离破碎的医学专业终于有了统一的文件，无论是阿肯色州的精神病院、上东区精神分析师

1 在这种模式中，心理障碍的发生和发展往往是生物、心理、社会文化因素共同作用的结果，而非由其中某一个因素单独导致。

的办公室，还是韩国前线的军事医院，任何精神病学机构均可使用DSM-Ⅰ。它代表了精神医学迈向统一和标准化必要的第一步。

但这一步也危机四伏，因为DSM-Ⅰ的所有诊断都不是基于科学证据或实证研究，它只代表了委员会那一小群执业精神分析师而非研究者的共识。DSM的明显缺陷将很快在世界面前暴露无遗。

论在疯狂之地保持清醒

1970年，我开始在医学院学习时，DSM-Ⅱ已经投入使用了。DSM-Ⅱ是一本薄薄的、螺旋装订的平装书，售价3.5美元。它于1968年出版，没有引起太大轰动，其中包含182种精神障碍（几乎是第一版的两倍），与DSM-Ⅰ一样模糊、不统一。它删掉了**反应**， 104
但保留了**神经症**。但我后来才了解到这些事实。我在医学院读书时从未看过DSM-Ⅱ，大多数精神病学专业的学生也没看过。

我购入了一本昂贵的黑色大部头，名为《精神病学综合教材》，这本参考书在当时更为常用。它包含了人类学、社会学和心理学的各种信息，当然还混合了大量的精神分析理论，其中还有关于睡眠疗法、胰岛素昏迷疗法和前脑叶白质切除术的章节，全书1 600页，只有130页涉及大脑或神经科学。

我们在医学院学到的大多数知识都不是来自书本，而是来自导师，每位导师对精神疾病诊断都有自己的理解。有一天，我们访谈了一个明显精神失常的年轻人，之后我的教授开始讨论病人的特征，以确定对他的诊断。在此过程中，他说这名患者有典型的“精神分裂症气息”。起初，我以为他用了比喻，就像你也许会说“成功的甜味”一样。后来我意识到，他就像一只精神科猎犬一样，相信他那经过精心训练的鼻子能够嗅到精神分裂症者身上明显的粗粝气息。

其他教授则像爵士音乐家即兴演奏旋律一样即兴创作了自己的诊断方法，并鼓励我们效仿。尽管这种方法肯定尊重了每个患者的个人关切和经历，也释放了临床医生的创造力，但它并没有增强诊断的可靠性。让易受影响的年轻精神科医生更加困惑的是从弗洛伊德理论中分化出来的一系列诊断框架：阿德勒学派、荣格学派、沙
105 利文学派、克莱茵学派、科胡特学派，以及其他许多派别。每一个都起源于有创造力的思想者，他们是有说服力的演说家，散发着个人魅力。这就好像每一种新诊断模型的专业影响力直接来自其创造者形象的活力和神韵，而非任何科学发现或证据。20 世纪 70 年代，DSM 的临床影响力的确相形见绌。

当然，大多数精神病医生并不认为这是个问题。就算精神疾病的理念杂乱无主，那又怎么样，这意味着我可以自由选择最适合我的那个！很少有人问责，甚至很少有人担心这个行业缺乏任何类似于一套“最佳实践”的东西。一项以重锤之势猛击精神病学的研究，即将粉碎这种自满的态度。

1973 年，一向严肃的《科学》杂志刊登了一篇轰动一时的调查报道。这期杂志上排在像《驯化动物最早的放射性碳定年法时期》《基因流动和人口分化》这样的论文后面的是《论在疯狂之地保持清醒》。这篇抓人眼球的文章出自戴维·罗森汉恩，当时他是一个名不见经传的律师，毕业于斯坦福大学，不久前才获得心理学

学位，但没有任何临床经验。论文第一句话提出了一个问题：“如果理智和疯狂存在，我们该如何区分？”

随后，罗森汉恩提出了一项实验，看看美国精神病学怎么回答这个问题。假设无证据表明患有精神疾病且无相关病史的正常人被送入精神病院，院方会发现他们心智正常吗？如果会的话，怎么发现的？罗森汉恩的想法不仅仅是思想实验，他接着分享了此前一年 106
中他所进行的非凡研究的惊人结果。

在医院工作人员不知情的情况下，罗森汉恩偷偷将 8 个心智正常的人送入东西海岸 5 个州的 12 家精神病院（其中有几个同伙在多家精神病院办理了入院）。这些“假病人”伪造自己的身份，改变了年龄和职业。他们提前给精神病院打电话预约，抵达后就抱怨说自己听到三个词的声音——“空虚”“空洞”“砰”。

每个假病人都是自愿入院的。他们收到的指示是，一旦住进精神病院病房，就告诉工作人员他们没有再听到声音了（尽管他们从未透露过自己是装病住院的），一切表现如常，想必没有显露任何症状。护士们记录了他们在病房里的行为，病人“友好”“乐于配合”“没有异常迹象”。

罗森汉恩的这出戏自始至终未被识破。除一人外，所有人皆被诊断为精神分裂症（作为例外的那个人被诊断为躁郁症）。他们出院时，除躁郁症患者外，其他人均被标记为“精神分裂症缓解”。他们住院的时间从 7 天到 52 天不等。然而，罗森汉恩愤怒地表示，没有一名工作人员曾提出他们明显心智正常的问题。罗森汉恩得出结论：“我们无法在精神病院区分清醒的人和疯狂的人”，他谴责全行业存

107 在诊断不可靠和过度标签化的问题。考虑到当时大多数精神科医生更青睐精细的、个性化的精神分析学的解读，不喜欢下诊断、贴标签，后一项指控颇具讽刺意味。

罗森汉恩在《科学》杂志上发表的论文在公众和医学界之中引发了广泛的愤怒和嘲讽，这种反应让精神科医生完全措手不及。他们采取防守姿态，迎头批判了罗森汉恩对行业的指责。他们认为（在我看来，这相当合理），如果有人去精神病院，说自己脑子里会听到声音，那么唯一明智（更不用说道德）的做法就是让他们入院接受观察和治疗。毕竟，精神分裂症可能变成一种危险的疾病。如果精神科医生不全然相信患者告诉他们的事情，那么不只是精神病学，整个医学专业都会处于危机之中：如果一名患者出现在急诊室并声称胸痛，但医院工作人员拒绝在有进一步证据之前就安排她入院，她可能会死亡。同理，如果一个人故意吞下一管血液来装病欺骗医生，然后在急诊室里假装咳血，那么因为医生给病人做内窥镜检查以寻找出血的源头，就说医生无能，实在是欲加之罪，何患无辞。

罗森汉恩曾公开承认他对精神病学的反感，在其第一项研究引发愤慨之后，他又看到了另一个可以进一步损害这个行业摇摇欲坠的信誉的机会。一家大型教学医院曾发表激烈言论反驳罗森汉恩的发现，他找到了这家医院，并提出了一个新挑战：“接下来的一年里，我会再派一批假病人去你们医院。你们非常清楚我要派人，试试找出他们吧。一年后，看看你们能逮住多少人。”这家匿名的医院可能有些不够明智，他们答应试一试。

108 这一年间，医院工作人员评估了 193 名新患者，认为其中有

41 人可能是假病人。欣喜若狂的罗森汉恩揭秘，称他没有派任何人去医院。罗森汉恩宣称，鉴于精神病学无法区分理智与疯狂，该行业的日常行为无异于将无辜之人定罪并判刑入狱。

尽管大多数精神科医生认为罗森汉恩的研究不过是自我吹嘘的把戏，但行业无法摆脱尴尬，也不能再对公众的愤怒呼声置若罔闻。报纸上随处可见斥责精神病学是诈骗的专栏文章和读者来信。更让精神科医生痛苦的是，医学同行和保险公司也开始直言不讳地表达对精神病学的幻灭感。罗森汉恩的研究发表后，安泰和蓝十字这样的保险公司大幅削减了保单中的精神健康保险，因为他们越来越清晰地认识到，精神疾病的诊断和治疗事实上是很随意的，且没有监督和问责。1975 年，蓝十字公司副总裁告诉《精神病学新闻》："与其他类型的医疗服务相比，精神病学关于诊断、治疗方式和护理设施类型的术语不够清晰、连贯。这个问题一方面是因为许多服务看不见、摸不着，也较为私密；只有患者和治疗师知道提供了什么服务，为什么提供这些服务。"

情况已经如此糟糕，但这还远未结束。罗森汉恩的研究助燃了一场正在迅速壮大的运动。这场试图彻底消灭精神病学的运动，由托马斯·萨斯在十年前首次发起。

反精神病学运动与重大危机

1961 年，生于匈牙利、任职于纽约州立大学锡拉丘兹分校的 109
精神科医生托马斯·萨斯出版了一本影响深远，至今仍可买到的书——《精神疾病迷思》。在这本书中，他主张精神疾病不是像糖尿病和高血压那样真实存在的医学问题，而是由精神病学虚构出来的疾病，便于在给患者提供方法不科学、疗效未知的治疗时收费。萨斯认为，精神病学和炼金术、占星术一样是“伪科学”——当时精神分析派在精神病学中占主导地位，这样的批评听起来合情合理。

这本书让他一夜成名，尤其是让他在那些反主流文化价值观和挑战传统权威形式的年轻人中间很有影响力。到了 20 世纪 60 年代中期，学生们纷纷拥入纽约州立大学跟随他学习。他开始发文章，做讲座，倡导一种新的心理治疗方法。萨斯认为，分析师真正而有价值的目标是“解开病人玩的人生游戏”。因此，精神病学家不应假设奇怪的行为中存在着某种“问题”，这一信息引起了喊着“打开、调整、退出”[1] 和“要爱，不要战争”等口号的那代人的共鸣。

萨斯的观点相当于一种行为相对主义，他认为只要从适当的角度来看，任何不寻常的行为都有意义、有作用。萨斯可能会说，埃琳娜·康威决定和那个猥琐的陌生中年男子去公寓，充分表明了她勇敢坚毅的个性和不以貌取人的可贵品质，而不是因为医生所谓的
110 “精神分裂症”——这么武断的一种“疾病”——导致判断力受损。萨斯希望彻底废除精神病院：“强制精神病院治疗就等同于奴隶制。优化入院标准就如同美化奴隶种植园。问题不在于如何改进，而在于如何废除。”

---

1 原文为“Turn on, Tune in, Drop out”。这句口号出自美国迷幻启蒙运动领袖蒂莫西·利里（Timothy Leary）1966 年的一次演讲，意在鼓动人们通过使用迷幻药脱离社会既有规范与等级。

萨斯的思想催生了一场有组织的运动，该运动质疑了精神病学这一行业存在的必要性，并呼吁将其根除。《精神疾病迷思》成为运动的宣言。萨斯对精神病学行业的终极背叛发生于 1969 年，当时他联合 L. 罗恩 · 哈伯德及山达基教共同创立了公民人权委员会。委员会明确地吸收了萨斯的主张，认为“所谓精神疾病”不是一种医学意义上的疾病，精神药物是骗人且危险的东西，精神病学专业应当受到谴责。

萨斯给其他怀疑精神病学价值的人带来了灵感，其中包括当时尚未出名的社会学家欧文 · 戈夫曼。1961 年，戈夫曼的书《疯人院》出版，谴责美国精神病院的恶劣条件。毋庸置疑，疯人院的病人数量已接近历史最高水平，大多数医院压抑阴暗、人满为患。面对如此不容否认的社会问题，戈夫曼的回应是根本不存在精神疾病。

戈夫曼认为，精神科医生所谓的精神疾病实际上是社会无法理解特立独行之人的动机；西方社会强制要求“这些冒犯者入院治疗，称他们为病人”。他写道，他调查精神病院的目标是“了解医院病人的社会性世界”。他有意避免与工作人员接触，声称“要想忠实地描述病人的情况，必然要呈现偏袒性的观点”。他为这种明 111
显的偏见辩护：“至少这种不平衡倾向天平正确的一边，因为几乎所有关于精神疾病患者的专业文献都是从精神科医生的角度出发；从社会的角度来看，我则站在另一边。”

提出解释人类行为的理论是我们所有人乐此不疲的一种基本人类冲动。这也许解释了为什么很多精神病学研究人员觉得必须摒弃前人的理论和研究，阐述自己关于精神疾病的伟大发现。尽管戈夫曼受过社会学（而非精神病学）训练，而且完全没有临床经验，但是提出他自己关于精神疾病的伟大学说的冲动很快占据了他的头脑。

戈夫曼坚称，被诊断患有精神疾病的个体实际上没有真正的医学病症，他们是社会反应（戈夫曼称之为“社会影响力”）的受害者，比如贫困，比如社会以行为不当为由排斥他们，以及他们离精神病院近。但如果有人**确信**自己有问题，比如阿比盖尔·艾伯克朗比和她的惊恐发作，那该怎么办呢？戈夫曼回应道，她对自己心跳加速、厄运临头和失控的感知，都受到了文化对人焦虑时应该作何表现的刻板印象的影响。

萨斯和戈夫曼崭露头角时，大西洋彼岸出现了另一位反精神病学人物：苏格兰精神病学家 R. D. 莱恩。尽管莱恩认为精神疾病的确存在，但与戈夫曼一样，他将疾病的根源归于个人所处的社会环境，尤其是家庭网络的断裂。莱恩尤其认为，精神疾病患者的行为
112 是个人痛苦的一种表现，这种痛苦由其难以忍受的社会环境造成；在他看来，精神分裂症是一种求助的呼声。

莱恩认为，治疗师可以解析病人精神错乱的个人象征意义（有点像弗洛伊德的梦境解析），并利用得到的卜辞来解决导致病人精神分裂的真正问题，也就是人际问题。要想成功解析病人的精神错乱症状，莱恩建议治疗师应该从自己“精神错乱的可能性”中汲取灵感。只有这样，治疗师才能理解精神分裂症患者的“存在意义上的位置”，“他的独一无二、与众不同、孤独和绝望”。

萨斯、莱恩和戈夫曼的理念构成了新兴的反精神病学运动的思想基础。这项运动很快与其他社会活动人士（如黑豹党、马克思主义者、越战抗议者组织），以及主张反抗压迫性的西方社会的传统和权威的其他组织联合起来。1968 年，反精神病学人士在 APA 年会上举行了首次示威。次年，在迈阿密举行的 APA 会议上，与会代表向窗外望去，发现一架飞机在头顶上空盘旋，拖着一条横幅，上面写着“精神病学杀人”。自那以后，APA 每年年会都少不了反精神病学抗议活动的喇叭声和示威者，包括 2014 年我在纽约主持的那一次。

尽管 20 世纪六七十年代反精神病学运动的一些论点不无道理，比如他们认为精神病学诊断极不可靠，但他们的许多主张都是基于对数据的极端扭曲或对临床情况的过度简化。最精致的反精神病学批判往往来自象牙塔里的知识分子和政治激进分子，他们没有接触精神疾病的直接经验；也可能来自处在临床精神病学边缘的医学独 113
行侠，甚至来自那些也许并不相信自己宣扬的观点的人。

精神分裂症研究者、精神疾病领域的著名代言人富勒·托里医生与我分享道：“莱恩的女儿患上精神分裂症时，他的信仰终于受到了考验。之后，他对自己的理念大失所望。认识莱恩的人告诉我，后来他四处走穴演讲，靠讲授他不再相信的观点来赚钱。萨斯也走上了这条路，我和他有过几面之缘。他明确表示，他明白精神分裂症是真正的脑疾病，但他永远不会公开这样说。”

反精神病学运动继续伤害着它口口声声要帮助的人——患者。除了莱恩，反精神病学的领军人物全然无视病人的痛苦，他们认为，只要我们尊重、支持他们离经叛道的信仰，抑郁症患者的痛苦或偏执型精神分裂症患者的受迫害感就会消失。他们还无视精神分裂症患者有时会给别人带来的危险。

杰出的精神科医生亚伦·贝克与我分享了一个故事，它充分呈现了这样的无视背后的真实代价。“我一直在治疗一个有杀人倾向的患者，他与托马斯·萨斯取得了联系，萨斯直接向宾夕法尼亚医院施压，要求让患者出院。患者获释后犯下了多起谋杀案，他威胁要杀死妻子，妻子向他开枪，他的罪行由此才画上句号。我认为，萨斯的《精神疾病迷思》不仅荒谬，而且对患者本人有害。”

各州政府总是在想办法削减对精神疾病患者的资助（尤其会减
114 少对州立精神病院的资助，这通常是各州预算中费用最高的项目之一），因此非常乐于支持反精神病学的观点。他们声称采取人道主义的立场，援引萨斯、莱恩和戈夫曼的理念作为科学依据，将州立疯人院清空，把患者扔回社区。虽然议员们节省了预算，但疯人院中的许多患者都是年迈老人，且健康状况不佳，无处可去。这种强行让病人出院的做法考虑不周，直接导致了流浪者和入狱精神疾病患者数量迅速攀升，这种现象直到今天仍然存在。保险公司也欣然接受反精神病学人士的观点，赞同精神疾病只是“生活问题”，不是医学疾病，因此不应该报销所谓的治“病”费用，这使保险覆盖范围进一步缩小。

反精神病学运动对精神病学最后一次，也最持久的专业打击，是抨击其几乎垄断了治疗。由于反精神病学运动的核心论点之一是精神疾病不是医学疾病，而是社会问题，精神科医生便不能再称他们应该是精神卫生保健唯一的医疗监督者。临床心理学家、社工、牧师顾问、新时代从业者、会心团体[1]等非专业治疗师利用反精神病学的主张，进一步合理化他们为精神疾病患者提供服务的做法，从专业精神科医生那里分走了越来越多的患者。很快，没有任何执照但自诩治疗师的人层出不穷，开始瓜分精神健康护理市场。在这些非医学替代疗法中，最不祥、最具侵略性的是山达基
教。这是由科幻小说作家 L. 罗恩·哈伯德创立的一种半宗教信仰 115
体系。该教派认为人类是不朽的存在，人类已经遗忘了自己的真正本性和前世。他们谴责使用精神药物的做法，鼓励教众体验“听析”（auditing）流程，即让参与者在意识清醒的情况下，重新经历过去的痛苦或创伤事件，以便从这些事件的阴影中走出来。

尽管这些互为对手的派别各自奉行着自己的一套理论和方法，但他们持有一个反精神病学运动再三强调的共同信念：精神障碍不是真正的医学疾病，因此不需要医生的治疗。带着精神分裂的女儿埃琳娜来找我的康威夫妇很好地代表了反精神病学派论点的信众，他们更青睐整体疗法，而非医学治疗。

到了 20 世纪 70 年代中期，美国的精神病学四面楚歌。学者、律师、活动人士、艺术家，甚至叛变的精神科医生都经常公开谴责这个职业。1975 年上映的《飞越疯人院》改编自肯·克西 1962 年的畅销小说，成了公众抵制精神病学高涨情绪的象征。这部奥斯卡获奖电影所讲的故事发生在俄勒冈的一家州立精神病院，杰克·尼

1　会心团体（encounter groups），由人本主义心理学代表人物卡尔·罗杰斯（Carl Rogers）创立的一种心理治疗方法，旨在通过团体成员之间的良好关系促进成员个人的成长。

科尔森饰演的主角麦克墨菲是一个有魅力、不安分的小混混，因实施反社会行为被送进精神病院。麦克墨菲领导了一场声势浩大的患者叛乱，反抗护士长拉奇德的专制统治。拉奇德对麦克墨菲强行使用了电击疗法，随后施行了前脑叶白质切除术，由此残忍地夺回了控制权。虽然这个虚构故事意欲成为政治寓言而非反精神病学宣传，但这部电影将一个在道德和科学上都破产的职业形象深深印在了公众心中。

考虑到 20 世纪 70 年代初期的局势，APA 告诫会员：“精神病
116 学到了生死存亡的危急关头。”理事会于 1973 年 2 月召开了一次紧急会议，讨论如何处理危机与应对排山倒海的批评。大家一致认同，精神病学所有的难题背后有一个根本性问题：精神疾病仍然缺乏可靠、**科学**的诊断方法。

第四章　摧毁伦勃朗、戈雅和梵高：反弗洛伊德派前来救援

医生认为，当他们为患者确定了疾病的名称，他们就为患 117
者做了很多事情。

——伊曼努尔·康德

对所有人都很不幸的消息是，现行 DSM-Ⅲ似乎具备引发美国精神病学大地震的一切迹象，这场地震不会很快平息。

——1979 年，博伊德·L. 伯里斯，
巴尔的摩–哥伦比亚特区精神分析学会主席

意外的英雄

罗伯特·利奥波尔德·斯皮策年轻时，几乎没有什么特别之处表明有朝一日他会成为一位医学革命家，但不难从一些蛛丝马迹看出，他对人类行为有系统的研究方法。“12 岁那年，我参加了为期 2 个月的夏令营，我对几个女孩产生了浓厚的兴趣，”斯皮策告诉

我，“于是我在墙上画了一张图，分析我对五六个女孩的感觉，记录了整个夏令营期间我的感觉的变化。我还记得，我被自己并不真正**喜欢**的女孩吸引，这一事实困扰着我，所以也许那张图帮我厘清了自己的感觉。”

15 岁时，斯皮策请求父母允许他让威廉·赖希的门徒为他治
118 疗。他认为这也许能帮他了解女孩。父母拒绝了——他们相当敏锐地认识到，赖希的生命能疗法是个骗局。斯皮策没有退缩，他溜出公寓，偷偷参加治疗，每周向曼哈顿下东区的一个赖希派治疗师支付 5 美元。治疗师是一个年轻人，他遵循赖希的做法，通过对患者身体进行物理操作来开展治疗。治疗过程中，他少言寡语，一直在摆弄斯皮策的四肢。斯皮策记得治疗师告诉他的一件事情：“如果我能摆脱损害健康的桎梏，我的身体会感受到一种流动感，感知身体的意识会增强。”

为了寻找这种“流动”感，斯皮策说服了一个有生命能蓄能器的赖希派分析师允许他使用该装置。斯皮策在狭窄的木制小隔间里待了很久，耐心地吸收着无形的生命能，希望能变成一个更快乐、更强壮、更聪明的人。但在接受了一年的赖希疗法后，斯皮策对生命能学说心灰意冷。如同许多失去信仰的狂热分子一样，他决心揭露他一度深信不疑的正统观念。

1953 年，在康奈尔大学读本科的最后一年，斯皮策设计了 8 项实验来测试赖希关于生命能存在的主张。在一些试验中，斯皮策招募学生作为实验对象。另一些实验中，他则自己上阵。完成全部 8 项实验后，斯皮策得出结论：“经过对数据的仔细检查，结果不

能证明或指向生命能的存在。”

大多数本科生研究不会在导师和同学之外引发关注，斯皮策的研究也不例外；他将他的论文提交给《美国精神病学杂志》，编辑很快就拒稿了。但几个月后，斯皮策的宿舍来了一位不速之客——FDA 的一位官员。他解释说，FDA 正在调查赖希关于治愈癌症的说 119
法。他们正在寻找一位专家证人来证明赖希的生命能蓄能器有效或无效，之前从《美国精神病学杂志》的出版方 APA 那里听说了斯皮策。斯皮策有兴趣吗？他答应了，尽管最后他的证词没有用上。这件事表明，年轻的斯皮策已经准备好用证据和理性去挑战精神病学的权威。

1957 年从纽约大学医学院毕业后，斯皮策开始在当时美国最有影响力的精神分析机构哥伦比亚大学精神分析培训与研究中心接受精神分析训练。但斯皮策刚开始使用精神分析治疗患者，就很快再次大失所望。尽管他尽力去恰当运用精神分析理论的微妙、错综之处，但患者的病情似乎鲜有改善。斯皮策告诉我：“随着时间的推移，我越来越意识到，也许我告诉他们的东西不过是我想要相信的东西。我试图说服他们会改变，但我不确定这是真的。”

作为哥伦比亚大学的一名年轻临床医生，斯皮策希望能遇到一些改变职业生涯的机会。1966 年，这个机会降临在了哥伦比亚大学的食堂。哥伦比亚大学高级教员、DSM-Ⅱ特别工作组主席欧内斯特·格伦伯格与斯皮策在午饭时同桌用餐。格伦伯格在系里听说过斯皮策，一直很喜欢他。吃完三明治后，格伦伯格向年轻人抛出了橄榄枝：“DSM-Ⅱ的制定工作基本结束了，但我还需要人 120
记笔记和做一些编辑工作。你有兴趣吗？”

斯皮策问有没有报酬。格伦伯格微笑着摇了摇头："没有。"斯皮策耸耸肩，说："我接受这份工作。"

当时，绝大多数精神科医生认为DSM毫无用处，没有人把官僚的诊断分类当作事业发展的跳板。但斯皮策认为，他可能会喜欢分辨各种精神疾病这样的智力难题，而不是模糊不清、没有定论的精神分析。作为DSM-Ⅱ的记录员，斯皮策的热情和勤勉让他很快得到了回报，他被提拔为特别工作组的正式职工，这使得他34岁时就已成为DSM-Ⅱ团队最年轻的成员。

121 新版手册完成后，斯皮策留在了命名与统计委员会，即APA负责监督DSM编纂工作的委员会。大多数情况下，这个职位平淡乏味，几乎没有职业前景，斯皮策也没有预料到这份工作会带他去往何方，直到一场突如其来的争议——关于精神病学对同性恋诊断的争论——将他推到了全国公众的视线中。

同性恋的分类

美国精神病学长期以来一直认为同性恋代表异常行为，一代又一代的精神病学家都将其称为精神障碍。DSM-Ⅰ将同性恋描述为一种"反社会的人格障碍"，而DSM-Ⅱ将同性恋作为其"性变态"类下的第一个例子，赋予它优先地位，描述如下：

> 这一类适用于性兴趣主要指向非异性、非传统性交的性行为，或在奇特情形下进行性交的个体。尽管许多人认为他们的行为令人反感，但他们仍无法用正常的性行为取而代之。

同性恋诊断的主要支持者之一是精神科医生查尔斯·索卡里兹，他是哥伦比亚大学精神分析培训与研究中心的著名成员。他认为同性恋不是一种选择、罪行或不道德行为，而是一种源自“母亲令人窒息、父亲撒手不管”的神经症。因此，索卡里兹认为，可以像治疗其他神经症冲突一样治疗同性恋。从 20 世纪 50 年代中期到 122
90 年代中期，他试图通过帮助同性恋者挖掘童年冲突的方式来达到“治愈”的效果，进而将他们的性取向转变为异性恋。然而，几乎没有任何证据表明有人曾用精神分析“治愈”同性恋（其他的疗法也都没有做到）。

通常情况下，当家庭成员患上精神疾病时，个人对精神疾病的观点通常会受到考验，就像莱恩认为精神分裂症是象征之旅，但他的理论在女儿患上精神分裂症后受到了挑战。（最终，莱恩放弃了他的理论。）查尔斯·索卡里兹的儿子理查德在父亲开始治疗同性恋者的那一年出生。后来，理查德出柜，谴责了父亲的观点。理查德后来成为联邦政府中职务最高的、公开的同性恋者，担任过克林顿总统的顾问。然而，与莱恩不同，直到生命的最后一刻，索卡里兹一直坚定地认为同性恋是一种疾病。

同性恋者则持有截然不同的观点。20 世纪 60 年代末，许多男同性恋者受到周围大规模社会活动——如和平集会、民权游行、堕胎法抗议、女性主义静坐示威——的鼓舞，他们开始组建自己的活动组织（如同性恋解放阵线）并举行示威活动（如“同性恋骄傲”抗议活动，以反对将同性性行为定罪的鸡奸法），旨在挑战社会对同性恋的偏见。早期同性恋权利运动最明显、最吸引眼球的一大目标是精神病学，这不足为奇。

男同性恋者开始公开谈论他们在治疗中遭受的痛苦经历，尤其是精神分析治疗。受到精神病学“比健康更健康”的美好承诺的启发，男同性恋者开始向精神科医生寻求帮助，想让自己感觉更好
123 一些，但结果他们感觉更加没有价值、不受欢迎。尤为令人心碎的是，那些精神科医生试图通过对抗性方法、催眠和严酷的厌恶疗法来重塑同性恋者的性身份，例如，厌恶疗法要求患者看着男性的照片，同时对其进行令人痛苦的电击，电击的部位有时甚至是男性的生殖器。

1970 年，同性恋权益团体首次联合不断壮大的反精神病学运动，在 APA 于旧金山举行的年会上组织了示威。同性恋权益人士围绕会议中心排成了一道人墙，阻止精神科医生进入会场。1972 年，
124 纽约同性恋联盟决定“突袭”一场行为治疗师会议，他们用了一种早期的快闪形式来呼吁停止厌恶疗法。同年，一位名叫约翰·弗莱尔的精神科医生兼同性恋权益活动家化名“H 匿名博士”，在 APA 年会上发表演讲。他身着礼服，戴着假发和可怕的面具，发言时用了特殊的麦克风变声器。他开篇说道：“我是一个同性恋者，也是一名精神科医生。”接着，他描述了同性恋精神科医生在生活中的困难：他们被迫向同事隐瞒性取向，以防受到歧视，同时也要向其他同性恋者隐瞒自己的职业，因为同性恋群体鄙视精神病学。

同性恋权益活动人士的激情和真诚给罗伯特·斯皮策留下了深刻印象。在被指派处理这场争议前，他不认识任何同性恋朋友或同事，也怀疑同性恋应该被列为精神障碍，但活动人士的激情让他相

信，这个问题最终应该通过数据和深思熟虑的辩论来解决。

斯皮策在 APA 于火奴鲁鲁举行的下一届年会上组织了一个小组讨论，探讨是否应该将同性恋列入 DSM 的诊断。小组的精神科医生中，有人坚信同性恋是有缺陷的教养过程引发的精神疾病，有人认为没有任何有意义的证据表明同性恋是一种精神疾病，双方就此展开了辩论。受斯皮策邀请，同性恋联盟成员、著名同性恋解放主义者罗纳德·戈尔德也得到机会，表达了他对将同性恋诊断为精神疾病的合理性的看法。这次活动吸引了一千多名精神健康专业人士和同性恋男女观众，并被媒体广泛报道。事后，大量报道认为，戈尔德和反方占了上风。

几个月后，戈尔德带斯皮策参加了一场由一群同性恋精神科医生 125
秘密召开的会议。斯皮策震惊地发现，与会者中有一些人是知名医学院精神病系的主任，还有一位是 APA 前主席，他们都过着双重生活。起初注意到斯皮策意外现身时，他们怒不可遏，认为斯皮策是协会的一员，很可能会揭发他们，摧毁他们的事业和家庭。戈尔德安慰道，斯皮策是可信之人；要想在同性恋是否应该继续被列入 DSM 这一问题上得到彻底和公正的评价，斯皮策是他们最大的希望。

同与会者交谈后，斯皮策相信没有可靠的数据表明同性恋是病理性的，或是个人精神功能受损的结果。他向我解释说：“所有这些同性恋活动人士都是非常友好、体贴、富有同情心的人。我清楚地认识到，同性恋不会妨碍一个人有效和高层次地参与社会活动的能力。”会议结束时，他深信作为诊断 302.0 的同性恋应该从 DSM-Ⅱ中删除。

但斯皮策发现自己陷入了一个费脑筋的困境。一方面，反精神病学运动激烈辩称，所有精神疾病都是渴望权力的精神科医生人为创造的社会建构。和协会的其他成员一样，斯皮策知道这些观点对精神病学的可信度造成了沉重打击。他认为精神疾病是真正的、医学意义上的障碍，而非社会建构的产物，但现在他即将宣布同性恋实际上正是这样一种社会建构。如果他否认同性恋是精神疾病，难道这不会让反精神病学运动分子有机可乘，并辩称协会也应该否认精神分裂症、抑郁症等所有精神疾病吗？更令人担忧的是，也许保险公司会以否认同性恋为借口，停止支付任何精神疾病的治疗费用。

126 另一方面，如果斯皮策坚持认为同性恋是一种医学意义上的障碍，以保护精神病学的信誉，他知道这将对健康却碰巧被同性吸引的男男女女造成不可估量的伤害。精神分析无法解决这个问题，因为精神分析师坚决认为同性恋源自童年的创伤性冲突。斯皮策最后通过创造一个新的精神病学概念——**主观痛苦**，解决了这个难题，这个概念很快将在制定具有突破性意义的新版 DSM 中发挥关键作用。

斯皮策开始主张，如果没有明显的证据表明患者的病情导致情感上的困扰或功能受损，如果患者坚持认为自己很健康，那么精神科医生不应该强加疾病标签。如果一个人声称自己感到满足、舒适，功能健全，那么精神科医生还有什么好说的呢？（根据斯皮策的推理，即使一个精神分裂症患者坚持认为自己很健康，但他的妄想让他无法维护人际关系或正常工作，这也足以证明他患有精神疾病。）通过支持主观痛苦的原则，斯皮策明确表示同性恋不是精神障碍，其本身不需要任何精神病学干预。

该观点仍留有一些余地：如果同性恋者**请求**帮助，坚持认为自己因同性恋身份而感到焦虑或抑郁，那么精神病学仍然可以进行干预，帮助他缓解症状。斯皮策建议，这种情况应该被视作一种新的诊断，即“性取向困扰”。这种做法保留了一种可能性：如果同性恋者**要求**精神科医生改变其性取向，医生可以进行这样的尝试。（斯皮策最终后悔支持任何形式的性取向回转。）

斯皮策将提议呈交给命名与评估委员会的上级主管机构 APA 研 127
究委员会后，后者一致投票赞成将同性恋障碍的诊断从 DSM-Ⅱ中删除，并替换为范围更有限的性取向困扰。1973 年 12 月 15 日，理事会接受了委员会的建议，将变更正式纳入了 DSM-Ⅱ的修订版中。斯皮策以为这会在精神病学界引发骚动，但情况恰恰相反，同事们称赞他制定了一个创意十足、两全其美的方案：既可以阻止反精神病学运动分子，又可以向世界宣布同性恋不是一种精神疾病。斯皮策回忆说：“讽刺性的是，一切尘埃落定之后，对我最严厉的批评来自我所任职的机构——哥伦比亚大学精神分析中心。”

1987 年，性取向困扰也从 DSM 中删除。2003 年，APA 设立约翰·弗莱尔奖，以致敬弗莱尔化名匿名博士、戴着面具发表的演讲。该奖项每年授予一名为 LGBT[1] 群体精神健康做出杰出贡献的公众人物。2014 年，索尔·莱文医生被任命为首席执行官兼医学主

---

1 LGBT，性倾向、性身份、性实践不同于主流社会的人群的简称。

任，成为协会首个公开出柜的同性恋领导。

尽管美国精神病学在消除同性恋作为精神疾病诊断这项事业上慢得可耻，但世界其他地方的进展更为缓慢。世界卫生组织发表的《国际疾病分类》直到 1990 年才取消了“同性恋障碍”的诊断，而且时至今日仍将“性取向困扰”列为一种医学诊断。[1] 这种有偏见的诊断常常被一些制定反同性恋法的国家引用，如尼日利亚。

然而，媒体没有将 1973 年同性恋障碍从精神病学圣经中删除
128 视为精神病学的一大进步。相反，一些报纸和反精神病学人士嘲笑 APA“通过民主投票决定精神疾病”。这些批评者嘲弄道，精神疾病要么是疾病，要么不是；你不会看到神经学家投票决定脑中的血管阻塞到底是不是中风，对吧？这件事非但没有对提升精神病学的公共形象起到急需的正面作用，反而为饱受非议的尴尬事件簿再添一笔。

尽管世界其他地方不这么看，但斯皮策已成功策划了一项了不起的诊断策略。他引入了主观痛苦的重要概念，革新了看待精神疾病的方式，满足了同性恋活动人士的诉求，并有效挡住了反精神病学批评者的攻击。APA 领导层没有忘记这些成绩。

1973 年 2 月，正值反精神病学危机浪潮的顶峰，APA 理事会在特别政策紧急会议上会面时，他们认识到，要想抵挡责难的巨浪，唯一的办法是从根本上改变精神疾病的概念和诊断方式；这种改变必须扎根于经验科学，而非弗洛伊德的教条。理事会领导一致认为，要展

1 《国际疾病分类》第 11 版已经删除“性取向困扰”。

示这种改变，最有说服力的方式是更新协会的官方精神疾病汇编。

紧急会议结束时，理事会授权制定DSM-Ⅲ，并要求新的DSM工作组“定义精神疾病，定义什么是精神科医生”。但如果协会想要超越仍然决定着大多数精神科医生如何诊断病人的弗洛伊德派理论，那么到底应该如何定义精神疾病呢？

有一位精神科医生认为自己有办法。斯皮策回忆说：“特别政策会议刚开始投票授权制定新版DSM，我就知道我想负责这件 129
事。”“我与协会的医学主任谈过话，告诉他我想牵头这项工作。”理事会心知新版DSM将需要大刀阔斧的改变，并且看到斯皮策有效地处理了同性恋诊断的争议，于是任命斯皮策为DSM-Ⅲ工作组主席。

斯皮策知道，如果他想改变精神病学的诊断方式，那么他需要一个全新的精神疾病定义系统，而且这个系统必须基于观察和数据，而非传统和教条。但在1973年，全美只有一个地方开发了这种系统。

费纳标准

20世纪20年代，美国的精神分析师在精神病学领域深感孤立无援；环顾四望，主流的隔离医生对其不屑一顾。但在1973年APA理事会召开那次紧急会议之前，形势已然大变。精神分析师让美国精神病学全然笼罩在弗洛伊德派影响之下，导致生物学和克雷佩林学派的精神科医生独木难支、饱受批评。

只有少数机构成功抵御了精神分析学派的入侵，保持平衡的精神病学研究方法。在这些罕见的不妥协分子中，最著名的那个恰好位于“索证之州”——密苏里州。圣路易斯的华盛顿大学的三位精神科医生——伊莱·罗宾斯、塞缪尔·古兹和乔治·威诺克——与精神病学界的同人决裂，另辟蹊径，选择了一种迥然不同的诊断方法。他们将其反传统的敏锐意识建立在一个不容争辩的事实上：从
130 来没有人证明无意识冲突（或其他因素）确实会导致精神疾病。鉴于没有明确的因果关系证据，三人坚持认为，诊断不应该仅仅出于推理和猜测。弗洛伊德派可能已经确信神经症的存在，但这并不是一个科学诊断。但是，关于什么导致了精神疾病，如果医学上缺乏确切的知识，那么华盛顿大学三人组认为应该如何定义它呢？答案是重新启用埃米尔·克雷佩林的方法，重点关注症状和病程。

如果对一种推定的疾病，相关人士能在一组特定的症状和病程上达成一致，那么所有医生，不论教育背景和理论取向为何，都能以相同方式做出诊断。圣路易斯华盛顿大学的研究小组断言，如此一来，就能保障 DSM 前两版中严重缺乏的可靠性。

罗宾斯、古兹和威诺克都来自移民美国不久的东欧家庭。他们每天一起吃午饭，边吃边进行头脑风暴，将他们团结在一起的是共同的使命感，是背离精神病学界的孤独感。（这种出局状态也导致美国国家精神卫生研究所在 20 世纪 50 年代至 60 年代末期间拒绝为其临床研究提供资助。）古兹表示，校方在 60 年代逐渐意识到：“全国各地都有人盼望精神病学能够革故鼎新，他们正在寻找带头的研究员或研究机构。多年来，这曾是我们在招募工作上的一大优势。想

寻求精神分析以外培训的住院医师总是会听到来圣路易斯的建议。我们这儿有很多有趣的住院医师。”约翰·费纳正是其中之一。

从堪萨斯大学医学院毕业后，费纳原本打算接受内科培训，后 131
来却应征入伍当了军医，负责护理越战老兵。他治疗的一些老兵遭受过精神重创，这段经历让他极为震惊，以至他在退伍后改变方向，于 1966 年前往圣路易斯华盛顿大学接受精神病学培训。

到了住培第三年，费纳受邀参加了罗宾斯、古兹和威诺克的会议。他很快吸纳了三人克雷佩林学派的诊断观点，决定试着制定情感障碍的诊断标准。为此，费纳回顾了近千篇关于情感障碍的已发表文章，并用这些数据提出了可用作诊断标准的具体症状。罗宾斯三人十分赞赏费纳取得的快速进展，于是组建了一个委员会协助他开展工作，还鼓励他不只要为抑郁制定标准，还要为所有已知的精神疾病制定标准。

九个月的时间里，费纳和包括罗伯特·伍德拉夫、罗德·穆诺茨等人在内的委员会每一到两周开一次会。在此期间，费纳废寝忘食地研究，将所有能找到的关于所有障碍的论文提交给委员会审阅，根据研究情况提出标准，并交由委员会讨论、完善和认定。1972 年，费纳将最终研究制定的系统发表在著名期刊《普通精神病学文献》上，文章名为《精神病学研究使用的诊断标准》，该诊断系统很快以“费纳标准”流传于世，获得不朽地位。论文最后直接剑指精神分析：“这些症状代表了依据数据而非主观臆断或传统所做的综合分析。”

《费纳标准》最终成为精神病学文献中被引用次数最多、影响

132 力最大的论文。自出版之日到1980年间，该文年均被引用145次，而同期发表在《普通精神病学文献》上的论文平均每篇仅被引用2次。但费纳的论文在1972年初发表时，并未在临床实践中引起任何反响。对大多数精神科医生来说，圣路易斯华盛顿大学发表的诊断系统不过是毫无意义的学术实践，如此深奥的科研工具与他们在临床工作中对神经症患者的治疗毫不相干。不过，还是有一些精神科医生注意到了。其中一个是罗伯特·斯皮策，另一个就是我。

论文发表五年后，约翰·费纳访问了纽约圣文森特医院，并就其新诊断标准做讲座，此时正值我在医院做住院医师的第二年。费纳其貌不扬，但自视甚高，才智非凡，让人感觉很有魅力。我对精神分析越来越不认同，他的观点引起了我的共鸣，也跟我每天与病人一起面对的令人困惑的临床实际情况相符。

按照惯例，讲座结束后，住院医师可与演讲人共进午餐。我们边吃着比萨喝着汽水，我边用接二连三的问题轰炸费纳。我记得我提问的热情高涨到近乎审讯，甚至还随他出了大楼，一路跟到街边打车的地方，就为了和他多聊几句。他说他刚从圣路易斯搬到加州，帮助加州大学新成立的医学院建设精神病学系，还在那附近的圣达菲牧场开了业内首家运用他的新诊断方法的私立精神病院。事实证明，这次与费纳的会面对我来说实属幸事。

几个月后，我接到了叔叔的电话，他告诉我，他的女儿、我
133 的堂妹凯瑟琳出了问题，那时她正在中西部的一所大学读书。我很惊讶，因为我和她一起长大，一直觉得她聪明、理智又踏实。但按她父亲的说法，她已经失控了。她经常在外面参加派对，狂欢到深

夜，喝得酩酊大醉，进行冒险的性行为，感情生活混乱，但她有时也会把自己关在房间里好几天，不上课，不见人。我叔叔不知道该怎么办。

我和凯茜[1]的室友还有她宿舍的辅导员通了电话。从他们深表担忧的描述来看，她很可能患有某种形式的躁郁症，今天我们称之为双相情感障碍。尽管学校有精神健康服务，但那些工作人员都是心理学家和社工，只提供咨询服务。与此同时，精神病学系是由精神分析师负责的，当时所有著名的精神病诊所都是如此（包括门宁格诊所、奥斯汀·里格斯中心、栗庄、谢泼德与伊诺克·普拉特医院和佩恩·惠特尼精神病诊所）。我已经开始质疑精神分析治疗的有效性，不想把堂妹送到这些信奉弗洛伊德学说的机构中的任何一家，去接受已入歧途的疗法。但是，怎样帮助凯茜呢？我突然有了灵感：我要给约翰·费纳打电话。

我解释了凯茜的情况，做了个计划，好让她入住远在半个国家之外的费纳的新医院，还安排了费纳医生直接负责她的治疗。凯茜抵达后，费纳用他的标准确认了我的初步诊断，她的确患有躁郁症。他给她开了锂（一种备受争议的新药物），在几周之内稳定了她的病情。凯茜出院后回校继续上课，并按时毕业了。

今天，我反对将患者送到其他州接受精神疾病治疗，因为现在一般可以在本地找到不错的医疗服务。但在 1977 年，在职业生涯的早期阶段，我对自己的专业没有足够的信心，不愿将亲人的健康 134

1　凯茜，凯瑟琳的昵称。

冒险交给精神病学的现有标准疗法。

如前所述，虽然费纳给我留下了深刻的印象，但人们对他的标准大多回以连天的哈欠。根据历史学家汉娜·戴克的说法，受埃米尔·克雷佩林影响，圣路易斯华盛顿大学的克雷佩林学派对于论文没有激起水花并不感到惊讶；他们认为，如果能在这个被精神分析主导的领域取得“一点儿进展”，那就已实属“幸运”了。

事实证明，他们的确非常幸运。

改天换地的一本书

“圣路易斯华盛顿大学的同僚非常高兴我得到这份工作，因为他们完全处于主流之外，但现在我要使用他们的诊断标准来制定DSM了。”斯皮策笑着说道。1971年，斯皮策正在从事国家精神卫生研究所的一个抑郁症科研项目，他被引荐给圣路易斯华盛顿大学的团队，而那时距他被任命为DSM-Ⅲ主席还有两年。该项目的负责人马丁·卡茨建议斯皮策去华盛顿大学了解一下受克雷佩林影响的抑郁症诊断理念，该理念由费纳以及罗宾斯、古兹、威诺克三人组建立。“我到那儿以后，发现他们真的在根据已发表的研究数据来确定每种疾病的症状，”斯皮策带着溢于言表的喜悦回忆道，“当时我才如梦初醒。在DSM-Ⅱ中含混不清的精神分析式定义之外，终于有合理的诊断方法了。”

有了费纳标准，斯皮策决心通过建立扎实可靠的精神疾病诊断，来对抗反精神病学运动的言论。作为主席，他的首要任务是任命 DSM-Ⅲ特别工作组的其他成员。“除了理事会，没什么人真的关心新版 DSM，所以完全是我说了算，”斯皮策解释说，“我不必征 135
求任何人的意见，所以我任命的成员大约有一半是费纳那样的人。”

特别工作组七名成员首次聚集在一起时，人人都以为自己是离群怪人，以为提高诊断客观性和精确性的想法代表的是少数意见。出人意料的是，他们发现大家一致支持华盛顿大学的“沙尘暴区经验主义”[1]。大家一致同意，应该毫不犹豫地抛弃 DSM-Ⅱ，新版 DSM-Ⅲ应该基于数据，使用具体、确凿的标准，而不是一般性的描述。工作组成员南希·安德里亚森回忆说，大家一致认为他们正在“美国精神病学界掀起一场小小的革命”。

斯皮策为 DSM-Ⅲ设立了 25 个独立的小组委员会，每个小组委员会负责制定一类精神疾病的详细描述，如焦虑障碍、情感障碍和性障碍。在委员会成员招募方面，斯皮策任命了自我认同为科学家而非临床医师的精神科医生，并指示他们查阅相关的公开发表的数据——无论这些基于数据的标准是否符合对精神障碍的传统理解。

斯皮策全身心投入新版 DSM 的制定中。他回忆说，“我每周工作 7 天，有时一天工作 12 个小时”，“有时我会半夜叫醒珍妮特，问她的意见，然后她会起床和我一起工作”。斯皮策的妻子珍妮特·威廉斯拥有社会工作博士学位，是诊断评估领域的前沿

1 沙尘暴区经验主义，一种研究方法，主要包括经验观察和收集数据，而不是建立理论框架。“沙尘暴区”指的是美国中部常受风沙侵蚀的地区，这种研究方法在该地区的大学中一度被认为很普遍。

专家。她坦陈，DSM-Ⅲ对二人来说是一个非常消耗身心的项目。“DSM-Ⅲ工作组收到的每封来信他都会回复，关于DSM-Ⅲ的每一
136 篇批评性文章，不论刊物多么默默无闻，他都会一一回应——要记住，那可是在计算机出现之前。”珍妮特告诉我，“幸运的是，我们打字速度很快。”心理学家简·恩迪科特曾与斯皮策密切共事，她回忆说：“他周一来上班时，他的样子显然表明他整个周末都在忙DSM的工作。如果你在飞机上坐在他旁边，你们毫无疑问也只会聊这一件事。”

斯皮策很快提出了一个想法，如果得以采纳，它将从根本上不可逆转地改变精神疾病的医学定义。他建议舍弃精神分析师在诊断患者方面长期以来一直认为至关重要的标准：疾病的**原因**，也就是医生所说的**病原学**。自弗洛伊德以来，精神分析师认为精神疾病是由无意识冲突引起的。根据庄严可敬的弗洛伊德教义，只要找出这些冲突，就能确定疾病。斯皮策拒绝了这种做法。他赞同华盛顿大学的小群体的观点，即目前没有证据支持**任何**精神疾病（成瘾症除外）的病因。斯皮策希望删除所有无可靠数据支持的有关病因学的说法。工作组的其他成员一致同意。

为取代病因，斯皮策制定了两项适用于任何诊断的新标准：（1）症状必须使个体感到痛苦**或**妨碍个体正常发挥功能（即他反对将同性恋视为精神疾病时首次提出的“主观痛苦”标准）；（2）症状必须持久（因此，如果你在宠物仓鼠死后的一周内情绪低落，这不构成抑郁症）。

精神疾病的这一定义与以往的任何定义都大相径庭。它不仅与精

神分析派的观点——患者的精神疾病可能被隐藏起来了，患者本人不得而知——相去甚远，而且修改了埃米尔·克雷佩林的定义，克雷佩 137
林没有提到主观痛苦，同时他认为短暂的病情也属于疾病。

斯皮策制定了一个既简单又新颖的诊断两步法：首先，确定是否存在特定症状；其次，将观察到的症状与每种障碍的固定标准进行比较。如果症状符合标准，那么就有充分理由做出诊断。就是这样。不在病人的无意识中四处寻找诊断的线索，不解释梦的深层象征意义——只是识别具体的行为、想法和生理表现。

DSM-Ⅲ工作组很快发现，要想忠于研究数据，那么通常需要制定非常复杂的标准。例如，在DSM-Ⅱ中，精神分裂症使用了一系列不精确的描述，其中包括以下对偏执型精神分裂症的定义：

> 该类型精神分裂症的主要特点是通常伴有幻觉的被害妄想或夸大妄想。有时会出现过度的宗教热忱。患者的态度通常表现为敌对、好斗，其行为往往与妄想一致。

相比之下，DSM-Ⅲ为精神分裂症的诊断提供了几组必要的条件和子条件。例如，以下是条件C：

> C. 存在至少三项下列表现，才能“明确”诊断为精神分裂症，存在两项表现，则“很可能”诊断为精神分裂症。（1）单
> 身。（2）病前社会适应能力、工作能力较差。（3）有精神分裂 138
> 症家族史。（4）病发后一年内没有酗酒或滥用药物。（5）发病

年龄在 40 岁之前。

批评者们马上嘲笑 DSM-Ⅲ中“从标准 A 中选择一项，从标准 B 中选择两项”的说明复杂难懂，称其为“中餐菜单”式诊断，当时中餐馆常见多层级菜单。斯皮策和工作组反驳道，相较于 DSM-Ⅱ的模糊概括，这种复杂性更符合精神障碍基于证据的实际情况。

工作组用科学改进精神病学的愿景富于野心，但存在一个明显的问题：很多疾病还没有真正被科学地研究过。除了华盛顿大学等少数机构的精神科医生，没有人认真研究症状和诊断，那么斯皮策怎么能确定哪些症状构成障碍呢？工作组需要的是关于患者症状的横断面研究[1]和纵向研究，症状模式持续的时间、家族遗传性，以及对生活事件的反应。尽管斯皮策坚持要求诊断必须基于已发表的数据，但这种数据往往非常稀缺。

如果某种特定诊断没有广泛的文献资料，那么斯皮策会遵循一套有序的流程。首先，工作组会联系研究人员获取未发表的数据或灰色文献（技术报告、白皮书或其他未以同行评审形式发表的研究）。然后，他们会联系有初步诊断经验的专家。最后，工作组会就标准辩论，直到达成共识。斯皮策告诉我：“我们希望标准
139 可以代表该领域最专业的人最好的想法。我们的指导原则是标准必须有逻辑、合理。”DSM-Ⅲ新增了许多疾病，包括注意力缺陷

---

1 横断面研究（cross-sectional study），在某一特定时间对一定范围内的人群，以个人为单位收集和描述人群的特征以及疾病或健康状况。它是流行病学中应用最为广泛的方法。

障碍、自闭症、厌食症、贪食症、惊恐障碍和创伤后应激障碍。

有一个明显的非科学因素影响了新的诊断标准，即确保保险公司支付治疗费用。斯皮策知道，由于反精神病学运动，保险公司已经在削减精神健康护理福利。为此，在DSM-Ⅲ中，工作组强调所列标准不是最终定论，转而采用“临床判断在诊断中至关重要”这种说法。他们相信这则免责声明可以保护精神科医生，防止保险公司试图证明患者不完全符合所列标准。事实上，时间已经证明，保险公司并不会质疑精神科医生的诊断，而是经常质疑诊断后**治疗方式**的选择及其持续的时间。

DSM-Ⅲ草案代表了一种革命性的精神疾病疗法。它既不是心理动力学派，也不是生物学派，而是一种整合了一切理论派别和新研究的方法。因为拒绝将病因（包括神经症）作为诊断标准，DSM-Ⅲ同时代表了对精神分析理论的彻底否定。在DSM-Ⅲ实施之前，费纳标准几乎只用于学术研究，而不是临床实践。现在，DSM-Ⅲ要把费纳标准变成这个国家的临床法律。但首先，有一个重大障碍需要克服，这是一个独特的难题。

只有在APA成员投票批准的情况下，DSM-Ⅲ才能获得授权并出版，而在1979年，APA的绝大多数成员都是精神分析师。斯皮策怎么能奢望说服他们支持一本可能危及自身命运的书呢？

对 决

在整个任期中，斯皮策通过一系列个人信函、会议记录、报 140

告、公告、出版物和演讲，透明且持续地向公众传达了DSM-Ⅲ工作组的进展。每次斯皮策公开演讲或发布关于DSM-Ⅲ的最新信息时，他都会遇到反对。起初，批评意见还相对温和，因为大多数精神科医生在新诊断手册方面没有什么既得利益。随着DSM-Ⅲ越来越多的内容不断被披露，反对的声浪渐渐变大了。

转折点出现在1976年6月，名为“DSM-Ⅲ进行时”的特别会议（由密苏里大学而非华盛顿大学赞助）在圣路易斯举行，与会者包括100位精神病学和心理学专家。这是许多著名精神分析师第一次了解到斯皮策对诊断的全面愿景。终于到了秘密揭晓的时刻。会议陷入争议，许多与会者谴责这一刻板的诊断系统剥夺了DSM的智识性，并声称斯皮策将诊断艺术变为了机械操作。斯皮策经常在走廊里遭到精神分析师围攻，他们质询斯皮策是否蓄意摧毁精神病学，心理学家则拷问他是否有意要边缘化他们的职业。

“进行时”会议之后，许多有影响力的团体纷纷行动起来反对斯皮策，他以加倍的精力投身于回应这些反对声的工作中。其中最难对付的两个对手是彼时仍为弗洛伊德派精神科医生最大专业组织
141 的美国精神分析学会和美国心理学协会（因为美国的心理工作者远多于精神科医生，所以该协会有时也被称为“大APA”[1]）。DSM-Ⅲ的最初目的之一是坚定确立精神疾病是真正的医学疾病，反击反精神病学运动视精神疾病为文化标签的主张。但拥有哲学博士学位而

1　美国心理学协会和美国精神病学协会的英文缩写都是“APA”。

非医学博士学位的心理治疗师从反精神病学观点中获益匪浅。如果像萨斯、戈夫曼和莱恩所指控的那样，精神疾病是一种社会现象，那么治病就不需要医学学位，任何人都可以堂而皇之地使用心理疗法来引导患者解决问题。此外，如果APA正式宣布精神疾病是医学障碍，那么心理治疗师就要准备面对近来的职业收益会逐渐减少的未来了。

起初，美国心理学协会主席查尔斯·基斯勒向APA写信交涉："我们不希望两个协会之间发生党派冲突。本着这种精神，美国心理学协会愿全力协助APA进一步制定DSM-Ⅲ。"斯皮策的回应同样亲切："我们确信美国心理学协会可以为我们的工作提供独一无二的助力。"斯皮策附上了DSM-Ⅲ的最新草案，其中明确指出精神疾病是医学疾病。既然如此，基斯勒主席不再绕圈子了：

> 鉴于贵会意指精神障碍是疾病，这意味着社工、心理医生和教育工作者缺乏诊断、治疗或改善这些障碍所需的培训和技能。如果贵方不改变当前的方法，那么美国心理学协会将自行着手制定真正经验主义的行为障碍分类。

基斯勒主席几乎不加掩饰地威胁说要出版自己的（非医学版）142
DSM手册，可效果适得其反：它为斯皮策提供了一个保留其医学定义的机会。斯皮策回了一封信，礼貌地鼓励他们制定自己的分类系统，并指出这样一本书可能会为精神健康做出宝贵贡献。事实上，斯皮策（料事如神地）猜到了，这项工作艰苦卓绝——他有切身体会——心理学协会做不到的。与此同时，支持基斯勒的项目也为 DSM-Ⅲ的医学定义提供了掩护——毕竟，心理治疗师可以在他们的书中提出自己的精神疾病定义。

但斯皮策迄今为止最大的挑战是与精神分析师的对抗——一场关乎精神病学灵魂的争斗。DSM-Ⅲ工作组在成立的头两年里并未引起精神分析机构太多关注，这不只是因为这些机构对精神障碍分类不太关心。过去四十年间，弗洛伊德派在行业内只手遮天。他们掌控着学术部门、大学医院和私人诊所甚至是 APA（他们是这样认为的）；他们是精神病学的门面、声音、钱袋子。一本书这么微不足道的东西，居然会威胁到他们至高无上的权威，简直不可思议。正如 DSM-Ⅲ工作组成员唐纳德·克莱恩所说："对精神分析师来说，对描述性诊断感兴趣就是肤浅，还有点儿愚蠢。"

"DSM-Ⅲ进行时"会议将他们从漠然的状态中唤醒，迫使他们
143 直面 DSM-Ⅲ对精神分析和公众看法可能产生的影响。一位知名精神分析师写信给斯皮策说："DSM-Ⅲ摒弃了神经症的城堡，转而用诊断的莱维顿取而代之"，他将斯皮策的手册与纽约长岛正在建设的千篇一律的住宅区相提并论。还有两位知名精神分析师指责道："DSM-Ⅲ工作组将精神病学的历史一笔勾销，就好比国家博物馆馆长认为连环画式的沃霍尔作品集更重要，所以毁掉了伦勃朗、戈雅、郁特里罗、梵高的作品。"

但总的来说，因为精神分析派不认为斯皮策的项目能有什么成果，所以他们回应起来也不是很紧迫。毕竟，DSM-Ⅰ和 DSM-Ⅱ

出版后对他们的专业没有产生什么明显影响。“DSM-Ⅲ进行时”会议结束九个多月后，第一批精神分析师才首次向斯皮策正式提出请求。美国精神分析学会主席和候任主席向 APA 发来电报，要求他们在学会内对 DSM-Ⅲ现有内容进行全方位评估，并在审查批准增添新内容的流程之前，暂停一切工作。APA 拒绝了。

1977 年 9 月，美国精神分析学会的四五名精神分析师组成了一个联络委员会，开始频频向斯皮策和工作组提要求。大约在同一时间，来自 APA 强大的哥伦比亚特区分部的四五名精神分析师也开始游说修改 DSM-Ⅲ。该分部组织有序，是 APA 最有影响力的分部之一，因为在特区工作的联邦雇员享有优厚的精神健康福利，所 144
以该分部手下有大量精神科医生。接下来的半年时间里，斯皮策和这些精神分析师就修改障碍的定义进行了激烈争论。

斯皮策曾告知工作组，考虑到政治原因，为确保 DSM-Ⅲ顺利通过，他打算向精神分析师妥协。他没想到，全体组员一致投票否决。斯皮策之所以挑选这些组员，是因为他们坚持以数据为导向的研究方法，乐于接受彻底的变革，而现在他们对这些原则的坚守超过了他本人。团队不接受妥协这一点让斯皮策大受鼓舞，他反复告知那些精神分析师，他无法满足他们的要求。

随着关键投票的临近，精神分析派提出了一系列替代提案，并以近乎疯狂的方式逼迫斯皮策接受他们的要求。过去四年间，斯皮策把醒着的每一个小时都献给了 DSM，他时刻准备着借助科学证据和务实论点来支持他的立场，让精神分析师们张口结舌，毕竟弗洛伊德式精神分析必须以历史和传统为依据。“每个字的位置，修饰语的使用，条目的大小写，这些都存在争议。”他告诉历史学家汉娜·戴克，“每一次修改，每一次微调，对那些参与了这项兼具科学性和政治性的工作的人来说，都具有象征意义。”

斯皮策在棘手的谈判和争论不休的遣词用句中坚持了下来。到了 1979 年初，定稿终于完成了。接下来就是在 5 月的 APA 代表大会上获批。随着投票的临近，精神分析师们终于意识到这是利害攸关的
145 大事，于是极其坚定地对工作组和协会理事会进一步施压，再三警告称，如果要求得不到满足，他们将集体抛弃 DSM-Ⅲ（和 APA）。期盼已久的投票日终于临近，精神分析派将最后一击瞄准了一个至关重要的概念——**神经症**。神经症是精神分析学理论的基本概念，且对分析师来说，它正是精神疾病的定义。它是精神分析师职业收入的主要来源，人人都有某种神经冲突的观念让一批批焦虑的健康人争相拥向精神分析师的沙发。正如你可以想象的那样，精神分析师在得知斯皮策打算把神经症从精神病学中清除出去时大为震惊。

当时，APA 哥伦比亚特区分部的负责人是罗杰·皮尔，他是一位颇具影响力的精神科医生。虽然皮尔支持斯皮策关于诊断的愿景，但他觉得有义务代表机构内的精神分析派向斯皮策提出挑战。“20 世纪 70 年代，哥伦比亚特区最常见的诊断是一种叫作抑郁型神经症的疾病，”皮尔说，“他们每天就做这个。”他提出了一个折中方案，即皮尔提案。该提案主张保留神经症这一诊断，以“避免和过去产生不必要的割裂”。工作组否决了这项提案。

在投票前的最后几天，五花八门的提案被提出，以试图挽救神经症：塔尔博特计划、伯里斯修改方案、麦格拉斯倡议，还有斯皮

策的神经症和平计划。所有提案均遭一方或另一方否决。1979 年 5 月 12 日，决定命运的那个早晨终于到来了。即使到了这么晚的阶段，精神分析师也还在做最后的努力。斯皮策回之以妥协：虽然 DSM 不包含任何特定的神经症诊断，但在不改变诊断标准的前提 146
下，可以列入某些诊断的精神分析学别称（比如，称疑病症为“疑病型神经症”，或称强迫症为“强迫型神经症”），并添加一份附录，其中包含以类似 DSM-Ⅱ所用语言描述的“神经官能症障碍”。但是，这种微不足道的让步能满足 APA 代表大会中的普通精神分析师吗？

斯皮策登上芝加哥康拉德·希尔顿酒店大宴会厅的双层舞台，向与会的几百名精神科医生致辞。他解释了工作组的目标，简单回顾了制定 DSM 的过程，随后向代表大会提交了 DSM-Ⅲ定稿。稿件的部分内容是几小时前刚打印出来的。但精神分析师仍有时间发起最后一搏。

精神分析师赫克托尔·哈索（Hector Jaso）提议代表大会通过 DSM-Ⅲ草案，但需要做一项修正。“抑郁型神经症”要被列为一条具体诊断。斯皮策反驳说，这样做会损害整个手册的一致性，背离设计初衷；再者，目前根本就没有相关数据支持抑郁型神经症的存在。大会对哈索的动议进行了口头表决，结果是否决。

但代表大会究竟是在拒绝最后一刻提出的变更，还是在对整个 DSM-Ⅲ项目表达不满呢？最终，经过上万工时的努力后，斯皮策的前瞻性框架的产物——DSM-Ⅲ——终于迎来了投票。代表们做出了几乎一致的表决：通过。

"然后发生了一件极不寻常的事情,"《纽约客》援引了皮尔的话,"这在代表大会上并不常见。人们站起来鼓掌了。"斯皮策脸上露出了震惊的神色。然后,"鲍勃[1]的眼眶湿润了。他原本担心这群人会让他的努力前功尽弃,没想到他们却起立鼓掌"。

147 斯皮策是如何战胜精神病学的统治阶层的?尽管精神分析师极力反对他为淘汰弗洛伊德式概念所做的努力,但事实证明,对大多数弗洛伊德派人士来说,斯皮策这部革命性作品的好处远胜缺点。说到底,他们对精神病学的公共形象问题以及反精神病学派构成的威胁一清二楚。就连斯皮策的对手也明白,这部重大的新《诊断与统计手册》给全行业注入了一线生机,让精神病学有机会重塑惨遭重创的声誉。

如斯皮策期望的一样,DSM-Ⅲ对精神病学产生了撼天动地的影响。精神分析理论被永久性驱逐出了精神病学的诊断和研究,精神分析派在 APA 领导层中的地位大大降低。DSM-Ⅲ将精神病学的焦点从处理社会问题再次转向了治疗严重精神疾病。像埃琳娜·康威和阿比盖尔·艾伯克朗比这样长期被忽视的人,终于重返美国精神病学的舞台中央。

此外,DSM-Ⅲ还带来了一些意想不到的后果。它在 DSM 和保险公司之间建立了一种不稳定的共生关系,随后迅速影响了美国精神健康保健的方方面面。保险公司只为 DSM 中列出的某些病症赔付费用,精神科医生别无他法,只得把更多患者强行归入有限的

1 即斯皮策。

几项诊断中，由此确保他们能够获得医疗费报销。尽管工作组的初衷是让 DSM-Ⅲ仅供医疗保健专业人员使用，同时他们期望根据获得的进一步数据对诊断进行修订，但手册很快被奉为圣旨，成为社会各界的精神疾病实际指南。保险公司、学校、大学、研究资助机构、制药公司、联邦和州议会、司法系统、军队、联邦医疗保险和 148
医疗补助计划等机构一度亟需一致的精神疾病诊断，而今他们迅速将各自的政策和资金与 DSM-Ⅲ挂钩。在医学史上，从未有哪份文件带来的改变如此之大，影响如此之广。

我没有参加代表大会批准通过 DSM-Ⅲ的那场重要的芝加哥会议，不过我有幸主持了斯皮策最后一次公开露面的活动。2008 年， 149
严重的帕金森病让鲍勃虚弱不堪，他不得不提前退休。我们为鲍勃组织了一场活动，向他的非凡成就致敬，精神病学界的翘楚和鲍勃的学生都参加了。他们轮流发言，谈论这个对他们的职业生涯产生了深远影响的人。最后，鲍勃站起来发言。他向来是一位强大、严谨的演说家，但这次开始讲话时，他不禁啜泣起来，无法继续。大家真诚的喜爱和崇敬让他不知所措。鲍勃还在哭泣，我轻轻从他颤抖的手中拿过麦克风，告诉大家，鲍勃上一次在芝加哥的代表大会上说不出话是在 APA 通过 DSM-Ⅲ的时候。大家起身鼓掌，掌声久久不息。

第二部分

治　疗

要是他的思想像他的身体一样容易医治就好了。

——汉·诺兰[1]

1 汉·诺兰（Han Nolan），美国作家，1997年凭借《舞在边缘》获得美国国家图书奖。

第五章　孤注一掷：发热疗法、昏迷疗法和前脑叶白质切除术

不能治愈的，只能忍受。 153

——罗伯特·伯顿[1]

罗斯。她的头被剖开
一把刀戳进她的脑袋
我。在这里。抽烟
我那卑鄙的父亲，如恶魔一般，鼾声如雷——
一千英里之外

——田纳西·威廉斯[2]谈姐姐罗斯的前脑叶白质切除术

1　罗伯特·伯顿（Robert Burton），英国牧师、文学家和医生。
2　田纳西·威廉斯（Tennessee Williams），美国剧作家。

蛇　穴

在精神病学出现的头一个半世纪里，重度精神疾病唯一真正的疗法就是收容治疗。1917 年，埃米尔・克雷佩林告诉同事们：“我们很少能改变精神疾病的病程。我们必须坦率地承认，送到我们机构的绝大多数患者永远无望康复。”他捕捉到了临床医生中间普遍存在的绝望感。30 年后，情况几乎没有改观。生物精神病学先驱洛萨・卡利诺夫斯基在 1947 年写道：“精神科医生能为患者做的事情很少，不过是让他们舒适一点儿，与患者家属保持联系，并
154 在病情自发缓解的情况下将其送回社区。”从 19 世纪到 20 世纪 50 年代，严重精神疾病患者唯一的一线希望就是自发缓解，但在绝大多数情况下，自发缓解几乎与在暴风雪中偶然发现四叶草一样罕见。

1800 年，美国发起了收容运动，那时收容在精神病院的病人很少，但是因为历史资料不全，确切的数字不得而知。到 1904 年，精神病院中的病人数量已达 15 万人。到 1955 年，收容人数已逾 55 万人。当时最大的精神病院是纽约布伦特伍德的朝圣者州立医院。1955 年，该院庞大的院区内容纳了 1.9 万名精神疾病患者。这家医院是一座能自给自足的城市。它有自己的供水系统、电力系统、供暖系统、污水处理系统、消防局、警察局、法院、教堂、邮局、墓地、洗衣房、商店、娱乐大厅、运动场、温室和农场。

持续攀升的收容患者数量不可避免地提醒着人们，精神病学无法减轻严重精神疾病症状的事实。这么多治愈无望的病人被迫聚到一处，毫不意外，精神病院的条件往往令人无法忍受。1946年，时年41岁的作家玛丽·沃德发表了自传体小说《蛇穴》，书中描述了她当时在纽约奥兰治一家叫作罗克兰州立医院的精神病院的经历。沃德被错误地诊断为精神分裂症，随后她经历了一连串看起来与治疗背道而驰的恐怖遭遇：房间里挤满了没洗澡的病人，长期的捆绑和禁闭，昼夜不停的噪声，病人在自己的排泄物里打滚，洗冷水澡，护理员漠不关心。

尽管精神病院的条件不可否认地恶劣不堪，但医护人员实际上能为改善病人境况所做的事情也少得可怜。政府支持的预算长期不足（虽说它通常是各州预算中费用最高的项目之一），州立精神病 155
院资金短缺，病人数量总是远超其收治能力。凄惨的现实是，精神疾病根本没有有效的治疗方法，所以院方全部的希望不过是试图让处于拥挤环境中的病人穿得暖，吃得饱，不受伤。

当我上小学的时候，精神分裂症、躁郁症、重度抑郁症、自闭症和痴呆症患者几乎没有康复的希望，也无望拥有稳定的人际关系、有报酬的就业机会或有意义的自我发展。那个年代的精神科医生深知患者在精神病院所面临的可怖情形，以及病人在社会上所面临的巨大生存挑战，他们迫切希望能做一些事情——**任何事情**——来减轻患者的痛苦。出于同情和绝望，疯人院时代的医生们设计出了一些放在今天会因其明显的野蛮性而引发公众反感甚至愤怒的大胆疗法。不幸的是，很多这种早期的精神疾病疗法已经与公众眼中精神病学的暗淡形象紧密相联。

但事实很简单，这些粗暴方法的替代方案不是什么药物治疗或开明的心理治疗，而是无尽的痛苦。即使极端、危险的治疗方法有风险，但比起终身住在朝圣者或罗克兰精神病院[1]这样的地方，这样的风险似乎也是值得的。如果我们想充分理解精神病学取得的进展——绝大多数严重精神疾病患者，如果得到准确的诊断和适当的治疗，他们有望过上相对正常、体面的生活，而不是在破败的精神病院内荒度余生——不过，我们必须首先直面精神科医生为了完成治疗精神疾病这项不可能完成的任务所采取的铤而走险的举措。

发热疗法与昏迷疗法

156 20世纪头几十年，精神病院里到处都是患有一种特殊精神病的病人，这种病被称为“麻痹性痴呆”（GPI），它是由晚期梅毒引起的特殊精神病。如果不加治疗，引起这种性病的螺旋体微生物可能会侵入大脑，造成与精神分裂症或躁郁症往往难以区分的症状。梅毒在20世纪初尚无法治愈，所以精神科医生疯狂地寻找一切办法以控制麻痹性痴呆的症状。当时这种病症大肆蔓延，黑帮成员阿尔·卡彭和作曲家罗伯特·舒曼也是受害者。

1917年，弗洛伊德发表了《精神分析引论》。同年，另一位维也

1　美国诗人艾伦·金斯伯格在代表作《嚎叫》中谴责了这两家精神病院。

纳医生也正酝酿着同样惊人的发现。朱利叶斯·瓦格纳-尧雷格出身于奥地利贵族家庭。在医学院攻读病理学后，他在一家精神科诊所找了份工作，负责照顾精神疾病患者。有一天，他在一名叫作希尔达的麻痹性痴呆患者身上观察到了一种令人惊讶的现象。

因为患有麻痹性痴呆，希尔达已经精神失常一年多了。有一天她发热，这是呼吸道感染的症状，病因与梅毒无关。发热症状消退后，希尔达变得神志清明。她的精神疾病症状消失了。

鉴于麻痹性痴呆的症状通常只会朝着一个方向——恶化——发展，希尔达病情的缓解引起了瓦格纳-尧雷格的兴趣。到底发生了什么？希尔达在发热症状退去后即刻恢复了理智，所以他推测起治疗作用的是发热本身的某种因素。也许她升高的体温打击甚至杀死了大脑中的梅毒螺旋体？

今天，我们知道发热是人体最古老、最原始的抗感染机制之 157
一——“先天性免疫系统”——的一部分。发热对宿主和入侵者都有损害，不过通常对入侵者的伤害更大，因为许多病原体都对高热敏感。（相比之下，后天性的“适应性免疫系统”会产生针对特定入侵者的抗体。）由于对发热机制缺乏有意义的理解，瓦格纳-尧雷格构想了一个大胆的实验，用来测试高温对精神疾病的影响。怎么做呢？他的办法是用引起发热的微生物感染麻痹性痴呆患者。

他先是让精神疾病患者喝含有链球菌（可导致链球菌性咽喉炎）的水。之后，他又尝试了结核菌素（一种导致肺结核的细菌提取物），最后甚至尝试让患者感染疟疾——也许是因为大量从第一次世界大战战场归来的士兵体内有现成的带疟原虫的血液。瓦格纳-尧雷格为病人注入导致疟疾的疟原虫后，他们很快出现了疟疾典型的发热症状……不久后，病人的精神状态明显改善。

以前行为怪异、语无伦次的患者，现在平静了下来，可以与瓦格纳-尧雷格医生正常交流。有些梅毒患者甚至看似痊愈了。在21世纪的今天，用一种可怕的疾病交换另一种可怕的疾病可能看起来不是一笔好买卖，但至少疟疾可以用一种廉价易得的树皮提取物——奎宁——来治疗。

瓦格纳-尧雷格的新疗法被称为**发热疗法**（pyrotherapy），很快成了麻痹性痴呆的标准治疗方案。尽管故意用疟原虫感染精神疾病患者的做法让人寒毛直竖——事实上，接受瓦格纳-尧雷格发热治
158 疗的患者中约有15%的人死于该疗法，但发热疗法代表了应对严重精神疾病的首个有效疗法。想想吧：精神病是所有精神障碍中最可怕、最无情的一种，历史上**从未**有哪种治疗方案能缓解其症状。麻痹性痴呆一直以来是通往终身住院或死亡的单程票。现在，那些饱受这种毁人心智的疾病摧残的人有相当大的机会恢复理智——甚至有望回家。凭借这项惊人的成就，瓦格纳-尧雷格于1927年荣获诺贝尔医学奖，这是精神病学领域的首个诺贝尔奖。

瓦格纳-尧雷格的发热疗法为人们带来了前所未有的希望，即精神疾病也许有其他实际的疗法。依托现代科学，我们当然可以做事后诸葛亮：与其他精神疾病不同，麻痹性痴呆极不寻常，因其由一种感染大脑的外部病原体引起；我们不指望这种杀菌疗法会对其他精神疾病产生任何效果，毕竟众多生物精神科医生并未在患者大脑中检测到任何外来物。然而，受瓦格纳-尧雷格启发，

20 世纪 20 年代，许多精神科医生纷纷尝试将发热疗法应用于其他精神疾病。

全国各地的疯人院中，患有精神分裂症、抑郁症、躁狂症和癔症的病人很快染上了各种有发热症状的疾病。一些隔离医生甚至更极端，他们直接往精神分裂症患者的颅骨中注射感染了疟疾的血液。然而，发热疗法并未如人所愿地成为万灵药。尽管发热疗法缓解了麻痹性痴呆的精神病症状，但结果显示它对其他任何精神疾病都无能为力。因为其他疾病不是由病原体引起的，发热没有目标可杀，除了有时会害死患者本人。

即便如此，发热疗法在治疗麻痹性痴呆方面前所未有的疗效，
仍为一个多世纪以来笼罩在黑暗中的精神病院投下了一丝曙光。受 159
瓦格纳-尧雷格影响，另一位奥地利精神科医生曼弗雷德·萨克尔尝试了一种比疟疾疗法更让人心惊的生理技术。萨克尔一直在用低剂量胰岛素治疗药物成瘾者，用以对抗鸦片类药物成瘾症。通常，吗啡和鸦片的重度使用者会表现出类似精神疾病症状的极端行为，如不停走动、举止狂躁、思维混乱。萨克尔注意到，当瘾君子被偶然注射了更高剂量的胰岛素时，他们的血糖会急剧下降，进而导致可以持续数小时之久的低血糖昏迷——但在苏醒后，他们会变得更加冷静，极端行为也会减少。萨克尔想知道：昏迷是否也能缓解精神疾病的症状？

萨克尔开始尝试人工诱导昏迷。他给精神分裂症患者注射过量的胰岛素（近些年已被开发为糖尿病药物），使其陷入昏迷，然后通过静脉注射葡萄糖结束昏迷。患者恢复意识后，萨克尔会等一小

会儿，然后重复这个过程。他有时会连续六天在同一名患者身上诱导昏迷。令他高兴的是，精神疾病症状减轻了，患者表现出了明显的改善。

可以想见，萨克尔的技术有显著风险。副作用之一是患者总会变得极度肥胖，因为胰岛素会将葡萄糖送入细胞中。少数患者再也没能从昏迷中苏醒过来，当场死亡。最显著的风险是永久性脑损伤。尽管大脑仅占人体重量的 2%，但它消耗的总葡萄糖份额（70%）并不与此相称。因此，我们的意识器官对血糖水平的波动非常敏感，如果血糖水平长时间过低，大脑就很容易受到损伤。

160 萨克尔疗法的拥趸没有将脑损伤的风险视为一种缺点，反之，他们声称这实际上是该疗法的一大优势：如果脑损伤**的确**发生了，这有利于“减少紧张和敌意”，萨克尔的支持者这样合理化该疗法的缺点。

与发热疗法一样，昏迷疗法在美国和欧洲各地被隔离医生广泛采用。20 世纪四五十年代，几乎所有大型精神病院都使用这种疗法，每家都制定了自己的昏迷疗法方案。在某些情况下，患者在治疗过程中可能会被诱导昏迷 50 或 60 次。尽管存在显著风险，但精神科医生对此惊叹不已：终于，他们**终于**有办法缓解患者的痛苦了，哪怕只是暂时的。

冰锥刺眼　包治百病

自从最早的精神科医生开始将异常行为视作疾病（甚至可以

再往前追溯很久），他们就怀揣着希望，希望有一天，直接干预患者的大脑可能会产生疗效。20 世纪 30 年代出现了两种治疗方法，其设计初衷是满足这些希冀。其中一种开局艰难，一度声名狼藉，但最终成为当代精神卫生保健的支柱。另一种则走上了一条截然相反的道路，起初是一种很有希望的疗法，一经推出便迅速在全球范围内得到广泛应用，却最终沦为精神病学史上最臭名昭著的疗法。

自几千年前的史前环钻术（在颅骨上钻孔进入大脑）以来，医生们一直试图通过脑部手术来治疗精神障碍引发的情绪紊乱，但始终无功而返。1933 年，一位葡萄牙医生不畏失败，迎难而上。
里斯本大学神经学家安东尼奥·埃加斯·莫尼兹认同生物精神科 161
医生的观点，坚信精神疾病是一种神经病变，应当通过直接干预大脑来治疗。作为一名神经学家，他知道中风、肿瘤和穿透性脑损伤都会损伤大脑的特定部位，从而影响行为或情绪。他假设相反的情况也是成立的：通过对大脑的适当部位进行手术，应该能够纠正受损的行为和情绪。唯一的问题是，应该在大脑的哪个部位做手术呢？

莫尼兹仔细研究了大脑的各个区域，以确定哪些神经结构最适合做手术。确切地说，他希望找到控制情感的大脑分区，因为他认为让患者混乱的情绪平静下来是治疗精神疾病的关键。1935 年，莫尼兹在伦敦的一次医学会议上了解到，耶鲁大学的一位神经学研究员观察到了一种值得关注的现象：当患者的额叶受损时，他们的情绪会变得淡漠，但奇怪的是，他们的思考能力似乎没有减弱。这正是莫尼兹一直在寻找的突破口，即在保留正常认知的同时平息精神疾病带来的情绪风暴。

回到里斯本后，莫尼兹迫不及待地开始了第一次精神外科实验。终于，他找到了手术的目标：额叶。莫尼兹没有接受过神经外科培训，于是他招募了年轻的神经外科医生佩德罗·阿尔梅达·利马来操刀。莫尼兹的计划是，在严重精神障碍患者的额叶内造成损伤——或者更直接地说，造成永久性脑损伤——他将该过程称为**脑白质切除术**。

1935 年 11 月 12 日，莫尼兹在里斯本的圣玛尔塔医院进行了首批 20 例脑白质切除术中的第一例。患者在接受全身麻醉后进入睡眠状态。利马在颅骨正面、两只眼睛的正上方钻了两个孔。然
162 后，利马进行了最关键的操作：他将一种自创的注射器形状的特殊工具（脑白质切断器）的针头插入颅骨上的开孔。接下来，他按下注射器活塞，将一个金属环送入大脑。紧接着，脑白质切断器开始旋转，像挖苹果核一样切割出一小块脑组织。

考虑到当时脑成像和立体定向技术还远未问世，关于大脑额叶的功能解剖学知识少之又少，莫尼兹和利马是如何决定在哪个部位切开大脑的呢？比起准头，这两位葡萄牙医生更看重数量，从每个额叶上各挖了六块脑组织。如果他们对结果（例如，如果患者仍然很不安分）不满意，那么利马可能会再次切除更多的脑组织。

1936 年，莫尼兹和利马发表了首批 20 例脑白质切除术的成果。术前，有 9 名患者患有抑郁症，7 名患有精神分裂症，2 名患

有焦虑症，2 名患有躁郁症。莫尼兹声称术后有 7 名患者显著好转，还有 7 名略有好转，其余 6 名没有变化。根据论文作者的说法，术后没有任何一名患者病情恶化。

当莫尼兹在巴黎的一次医学会议上分享研究成果时，葡萄牙顶尖精神科医生何塞·德·马托斯·索布拉尔·席德谴责了这项新技术。席德是圣玛利亚医院精神科主任，他亲眼看过莫尼兹的患者。他将接受过脑白质切除术的患者描述为“智力减退”“人格退化”，还指出患者表面上的好转实际上与士兵在头部遭受重创后出现的休克没有什么不同。

莫尼兹没有被吓倒。他提出了生物精神病学阵营中的一项理论，来解释脑白质切除术的有效性。莫尼兹声称，精神疾病是由
大脑中的“功能固着”引起的，当大脑无法停止反复进行相同的 163
活动时，这种情况就会出现；而脑白质切除术通过消除患者的功能固着，进而达到治愈的目的。席德谴责莫尼兹的理论是“纯粹的大脑神话”。

尽管存在种种批评的声音，但莫尼兹的经颅前额叶脑白质切除术还是迅速被奉为奇迹疗法，个中原因如果不算可以原谅，也是可以理解的。对任何在疯人院工作的精神科医生来说，最常见的一大问题就是如何管理不听话的患者。毕竟，疯人院的设计初衷是照顾那些过于失控而无法在社会上独立生活的人。但除了物理约束，你该如何控制总是激动、吵闹且有暴力行为的病人呢？对隔离医生来说，莫尼兹的脑白质切除术带来的镇静效果就像是上帝回应了他们的祷告。只需实施一个较为简单的手术，那些麻烦不断的患者就能

变得温驯又顺从。

脑白质切除术在欧洲和美国的疯人院中如野火燎原般迅速传播开来（在美国，该手术普遍被称作前脑叶白质切除术）。莫尼兹的手术给精神病院带来的转变显而易见，哪怕是最不经意的访客也能马上察觉到。数个世纪以来，持续不断的噪声和骚动一直是疯人院的常态。现在，这种喧嚷嘈杂被更宜人的寂静所取代。虽然大多数精神外科手术的拥趸都注意到受试者的性格发生了显著变化，但他们辩称，比起让患者一连几周穿着约束衣或被锁在墙上有软垫的病房里，莫尼兹的“疗法”至少更加人道，而且对医院工作人员来说肯定更为方便。以前捶墙、乱扔食物、对着看不见的幽灵大喊大叫的患者，现在都安安静静地坐着。一些知名人士接受了这种可怕的治疗，其中有田纳西·威廉斯的姐姐和约翰·F. 肯尼迪总统的妹妹罗斯玛丽·肯尼迪。

164 前脑叶白质切除术在美国迅速演变，最初它只是用于制服最难缠的患者，后来则发展成了一种适用于各种精神疾病的普遍疗法。这一趋势与其他许多精神病学运动——从动物磁力到精神分析，再到生命能——的轨迹不谋而合，这些运动的拥趸将这些适用范围狭窄的方法视为万灵药；如果你唯一的工具是一把锤子，整个世界看起来都像钉子。

促成这一现象的催化剂是美国神经学家沃尔特·弗里曼，他采用了莫尼兹的手术方法，在此过程中，他犯了也许是精神病学史上最严重的错误。弗里曼是一位雄心勃勃、训练有素的神经学家，他十分钦佩莫尼兹这位“奇才”。他认为精神疾病是由过度活跃的情感引起的，可以通过手术切除大脑的情感中枢来治愈，或者至少能减轻。弗里曼认为，如果能让手术更方便、成本更低，那么就可以造福更多的患者。莫尼兹的方法需要一名受过训练的外科医生、一名麻醉师和一间医院手术室。在用冰锥和西柚进行实验后，弗里曼巧妙地改进了莫尼兹的技术，如此一来，手术在诊所、医生办公室，甚至有时在旅馆房间就能做。

1946 年 1 月 17 日，沃尔特·弗里曼在哥伦比亚特区的办公室里，为一位名叫莎莉·埃伦·约内斯科的 27 岁女性进行了首例“经眼眶前脑叶白质切除术”。手术流程如下：首先，抬起患者的上眼睑；接下来，将一把薄的（极其类似冰锥的）外科器械的尖端放在上眼睑下方，压在眼眶上部；随后用榔头敲打器械，使尖端穿过眼眶后部的薄骨层并进入大脑；然后，就像莫尼兹用脑白质切断器挖出病人的脑组织一样，医生旋转冰锥的尖端，在额叶内形成损伤。到弗里曼 1972 年去世时，他已经在 23 个州为至少 2 500 名患者做过冰锥前脑叶白质切除术。

165

我刚上医学院的时候，还有人在做经眼眶前脑叶白质切除术。我与接受过前脑叶白质切除术的患者有过一次接触，那次经历让我非常沮丧。那名病人是哥伦比亚特区圣伊丽莎白医院的一个瘦弱老人，他静静地呆望着空气，一动不动，像座花岗岩雕像一样。如果你问他问题，他会用一种沉静、机械的语调作答。如果你提出请求，他会像僵尸一样顺从地执行。最令人不安的是他的眼睛——看起来毫无生气，空洞至极。据说，他以前一直很有攻击性，不听管教。现在的他是一名“完美”患者：在各方面都十分顺从，易于管理。

虽然听起来难以置信，但莫尼兹在 1949 年因“发现前脑叶白质切除术对某些精神疾病的治疗价值”而荣获诺贝尔奖，这标志着精神疾病治疗领域第二个诺奖的诞生。诺贝尔委员会对疟疾疗法和前脑叶白质切除术的表彰，凸显了 20 世纪的医生对精神疾病一切疗法的慌不择路。

166 幸运的是，当代精神病学在经历 20 世纪五六十年代的治疗革命后，早已摒弃了发热疗法、昏迷疗法和经眼眶前脑叶白质切除术等孤注一掷的危险方法。但在“蛇穴”时代出现的治疗方法中，有一种疗法延续至今，在当今精神病学中仍然是最常见、有效的躯体治疗手段。

通电的大脑

随着发热疗法和昏迷疗法在世界各地的精神病院中得到广泛应用，隔离医生又观察到了一种意想不到的治疗现象：同时患有癫痫的精神疾病患者的症状在癫痫发作后似乎有所改善。既然发热疗法改善了麻痹性痴呆患者的症状，胰岛素减轻了精神疾病患者的症状，那么癫痫是否可以被开发为一种类似的疗法？

1934 年，匈牙利精神科医生拉迪斯拉斯 · J. 马杜纳开始尝试用不同的方法故意在患者身上诱发癫痫。他尝试了樟脑，这是一种用作食品添加剂和防腐剂的香薰蜡；然后又试了卡地阿唑，大剂量使用这种兴奋剂会引发癫痫。令人惊讶的是，马杜纳发现，卡地阿唑引发癫痫后，患者的精神疾病症状缓解了。

马杜纳新颖的卡地阿唑癫痫疗法迅速得名**痉挛疗法**。1937 年，首届有关痉挛疗法的国际会议在瑞士举行。会议记录发表在美国顶级精神病学期刊《美国精神病学杂志》上，助推大众迅速接受了痉挛疗法。不到三年的工夫，卡地阿唑痉挛疗法已然成为世界各地精神病院治疗严重精神疾病的标准疗法，与胰岛素昏迷疗法齐名。

然而，卡地阿唑也有问题。首先，在痉挛实际发作之前，药物会导致患者有一种末日临头的感觉，因为患者意识到他即将经历不受控的发作，会产生病态的恐惧感。对本身就有可怕妄想的精神疾 167
病患者来说，这种恐惧带来的焦虑必然更加严重。除了心理影响，卡地阿唑引发的抽搐通常过于剧烈，有时甚至会直接导致背部骨折。1939 年，纽约州立精神病学研究所的一项 X 光研究发现，接受卡地阿唑痉挛疗法的患者中有 43% 发生了椎骨骨折。

医生们开始寻找更好的方法来诱导癫痫发作。20 世纪 30 年代中期，意大利神经精神病学教授乌戈·塞来提在实验中通过直接电击狗的头部诱发癫痫。他好奇，电击是否也会在人类身上引发癫痫发作，但同事劝他不要进行人类实验。后来，有一天，在当地肉贩那儿买肉时，他听说宰猪的时候，屠夫通常会电击猪头，让动物进入一种麻醉昏迷状态，然后再割喉。塞来提想知道：如果对患者的头部施加电击，那么在引发痉挛之前是否也会产生麻醉效果？

在谴责塞来提的科研项目是肆意的野蛮行径之前，我们有必要回顾一下导致一位受过专业训练的医生决定电击病人头部的时代背景。在没有语境的情况下，这种做法听起来就跟通过把一摞砖砸在脚趾上来治疗运动员的脚伤一样荒谬得吓人。首先，当时除了胰岛素昏迷疗法和卡地阿唑痉挛疗法这些危险、不稳定以及高度侵入性的方法，仍然没有针对严重精神疾病的有效疗法。其次，对大多数患者来说，除了这些疗法，唯一的选择就是被永久收容在泯灭灵魂的疯人院中。塞来提看到猪受电击后对屠夫的刀变得毫无知觉，他坚信用 100 伏特的电流电击病人的头部虽然有明显的风险，但值得一试。

168 1938 年，塞来提请同事卢奇诺 · 比尼建造了世界上首台专用于人类治疗性电击的设备。在比尼的协作下，他在第一批患者身上使用了该设备。效果正如塞来提所梦想的那样：电击让患者进入了麻醉状态，醒来时对癫痫发作毫无记忆——而且，和使用卡地阿唑后的情况一样，患者醒来后表现出明显的改善。

塞来提和比尼的技术被称作电痉挛疗法（electroconvulsive therapy，简称 ECT），从 20 世纪 40 年代开始，全世界几乎所有主要的精神病院都采用了这种疗法。人们欣然用 ECT 取代了卡地阿唑疗法，因为它更便宜，不那么吓人（患者不再有末日临头的感觉），更安全（不再有背部骨折），更方便（只需开关机器）——而且更有效。抑郁症患者经过几次治疗后，情绪通常会显著改善。虽然 ECT 仍然有一些副作用，但与昏迷疗法、疟疾疗法或前脑叶白质切除术令人望而生畏的风险相比，这些副作用简直不值一提。这是货真价实的奇迹疗法。

ECT 的副作用之一是逆行性遗忘症[1]，不过许多医生认为这是优点而非缺点，因为忘记手术可以让患者免受关于被电击的不愉快记忆的困扰。另一个副作用是，早期 ECT 通常是“未改良版”（这是委婉的说法，也就是说精神科医生没有使用任何麻醉剂或肌肉松弛剂），因此会诱发可能导致骨折的全面痉挛，尽管这比卡地阿唑诱发的痉挛所导致的骨折频率更低、伤害更小。引入琥珀胆碱（一种箭毒的合成替代物），辅之以一种短效麻醉剂，使更安全、更温和的“改良版”ECT 得到广泛采用。

最早在美国使用 ECT 的医生之一是洛萨·卡利诺夫斯基，一 169
位出生在德国，于 1940 年移民美国的精神科医生。他定居在曼哈顿，在那儿从事精神病学和神经学治疗 40 多年。1976 年第一次见到卡利诺夫斯基时，我还是圣文森特医院的住院医师，他当时在医院讲授 ECT。他身材修长，头发灰白，说话带有浓重的德国口音，总是穿着一身整洁的衣服——通常是一套裁剪得体的三件套装。他举止得体，很有教授的风采。他是最早在美国精神病学界中推崇使用 ECT 的人，我在他手下接受了极好的培训。

对年轻的住院医师来说，使用 ECT 的经历可能会让人非常不适。因为和所有人一样，医学生接收到的文化刻板印象是，ECT 既残酷又野蛮。所以第一次接受 ECT 培训时，你的良心会不安地刺痛，你会觉得自己是在做什么错事。你内心的道德紧张感会越来越

1 逆行性遗忘症，一种遗忘症，患者失去提取脑损伤前事件记忆的能力，但能学习新事物和编码新事件。

重，你需要不断提醒自己，广泛的数据和研究都支持电痉挛疗法的治疗效果。然而，一旦你看过 ECT 对严重患者的惊人效果之后，一切就容易多了。这不是把人变成僵尸的前脑叶白质切除术。病人们正笑着感谢你。这就像医学生第一次接受外科培训一样：切开患者的腹部，在里面四处摸索，寻找脓肿或肿瘤。这个过程既可怕又让人不安，但要给予患者极大帮助——有时是活下去的机会——就必须先造成一点伤害。

治疗精神疾病并不以疗效迅速著称。医学界的传统说法是，如果想从事精神病学，你必须能忍受得了延迟满足。外科医生在缝合切口后很快就能看到治疗效果，而等待药物或心理疗法奏效就像看着冰块
170 融化一样。但电痉挛疗法不一样。我亲眼见过，因抑郁症而近乎不省人事的患者，在接受 ECT 几分钟后就能高兴地从床上起身离开了。

每当想到 ECT 时，我脑海中总会浮现一个案例。在早期职业生涯中，我治疗过纽约一家著名餐馆的老板娘。让·克劳德兼具魅力与文化修养，他用心经营着一家特别成功的意大利餐厅。不过，再心爱的餐厅也不及他的妻子格洛丽娅重要。她是一名美丽的中年女性，以前是个很有才华的演员，如今仍然保留着少女的那份天真无邪。她患有周期性发作的精神病性抑郁症，这是一种严重的疾病，表现为心情低落、极度烦躁和受妄想驱动的古怪行为。在急性发作的痛苦中，她会发狂，完全失控。平日里无可挑剔、风度翩翩的举止也会消失，变为大声呻吟、不断摇晃。当痛苦达到顶峰时，她会打战，猛烈地朝各个方向扭动身体，还经常会撕碎衣服。似是为了对应狂野的旋转，有时她会突然用她的母语法语以高亢又吓人

的声音唱起歌来，听起来就像受伤的艾迪特·琵雅夫[1]。

我第一次见到让·克劳德时，格洛丽娅正处于病情全面发作的阶段。其他医生试着给她开过抗抑郁药和抗精神病药，有时单独开，有时一起开，但作用很小。我不推荐再重复进行药物治疗，而是建议尝试 ECT。第一次治疗后，格洛丽娅冷静了一些，尖叫声减少了，不过她还是很害怕，看起来心神不宁。但在接下来的三周时间里，经过几次治疗，她恢复了平日彬彬有礼的状态。她对我表示了感谢，说这是第一次有精神科医生能让她感觉好一点。让·克劳德也对我感激不尽，坚持请我随时去他的餐厅就餐。我承认，我接受了他的邀请。接下来的几年里，只要想给对方留下好印象，我就会带着我约会的女士去让·克劳德的高档餐馆，我去过不止一次。 171
其中一位女士后来成了我的妻子。

如今，技术进步使得 ECT 能够为每名患者进行个性化校准，确保用绝对最小的电流来诱发癫痫发作。此外，在头部的特定位置恰当地放置电极可以减小副作用。同时，现代麻醉剂结合肌肉松弛剂以及充足的供氧，使 ECT 成了一种极度安全的手术。过去 20 年间，对 ECT 展开的详细调查表明该疗法安全有效。APA、国立卫生研究院（NIH）和 FDA 均批准其作为治疗重度抑郁症、躁狂症或精神分裂症患者，以及不能服药或对药物无应答的患者的一种手段。

---

1 艾迪特·琵雅夫（Edith Piaf），法国著名女歌手，代表作有《玫瑰人生》《爱的颂歌》等，歌声富于悲剧色彩。

在我看来，极具讽刺性的是，让患者感染疟疾和用手术摧毁其前额叶，这两种应用时间短暂的疗法既不安全也不有效，但诺贝尔奖委员会认为它们有资格获奖，反而忽略了塞来提和比尼，尽管他们的发明是早期的躯体治疗手段中唯一发展为精神病学支柱疗法的。

尽管 ECT 代表了一种针对严重精神疾病的成功疗法，但 20 世纪中期的精神病医生仍渴望有一种廉价、无创和高效的疗法。可是在 1950 年，这样的疗法似乎只是一个白日梦。

第六章　妈妈的小帮手：医学的降临

今天母亲需要一些东西来安抚她 172
尽管她不是真的病了
有一颗小小的黄色药丸
她奔向妈妈的小帮手寻求庇护

——米克·贾格尔和基思·理查兹[1]

运气好过聪明。

——亨利·斯宾塞

脊椎中翻滚的氯醛

今天，我们很难想象在没有药物的情况下治疗精神疾病。看电视时，你几乎总是会看到提振情绪的广告，画面通常都是快乐的一

1　二人均为英国滚石乐队的成员，这首《妈妈的小帮手》是该乐队关于滥用药物的作品。

家人在沙滩上嬉戏，或一对开心的情侣在阳光斑驳的森林中徒步。年轻人更倾向于将我的职业与百忧解、阿得拉和赞安诺联系在一起，而不会想到一周又一周地靠在沙发上，透露自己的梦话和性幻想。每个州的学校、大学和养老院公开支持使用精神活性药物[1]来安抚比较有破坏性的学生和老人。鲜为人知的是，精神病学从一个由精神病医生组成的职业，戏剧性地转变为一个由药剂师主导的职业，纯属偶然。

我出生的那个年代没有任何有效的精神障碍药物。当时没有
173 抗抑郁药，没有抗精神病药，也没有抗焦虑药——或者至少没有缓解症状，让你正常生活的抗焦虑药物。情感障碍、精神分裂症和焦虑症仅有的治疗方法都是侵入性、危险且昂贵的疗法，并伴有可怕的副作用，而且这些疗法大多用于控制精神病院中有破坏性的病人。与之相似，最早的精神药物也不是为了治愈，甚至不是为了治疗——它们是起安抚作用的温和手段。它们令人生畏的副作用只被认为是可以接受的，因为替代疗法——发热疗法、昏迷疗法、诱发痉挛——更糟糕。

19 世纪末，疯人院开始通过注射阿片衍生物**吗啡**来制服不听管教的病人。然而，虽然患者可能将其列为维多利亚时代最令人愉快的精神疾病疗法之一，但当人们发现阿片类药物将患者变成不折不扣的瘾君子时，这种做法就被叫停了。最早在疯人院以外广泛使用的改变行为的药物（医学界行话称其为精神类药物）是**氯醛**，这是

---

1 精神活性药物，通过作用于大脑而影响心理和行为的药物。

一种非阿片类催眠药，用于缓解焦虑和轻度抑郁患者的失眠症状。和吗啡一样，氯醛并不是为了治疗特定疾病最显著的症状——如焦虑症的焦虑或抑郁症的悲伤——而是为了让患者昏迷。氯醛比吗啡更可取，因为每次按剂量用药时，其药效可靠，而且可以口服。然而，患者不喜欢它糟糕的味道，它还会导致特殊的口臭，患者称之为“酒鬼味儿”。

尽管氯醛的成瘾性较吗啡低，但它仍然容易让患者形成习惯。患有焦虑症、抑郁症和癔症等“神经性病症”的女性为避免被收容入院的尴尬，经常在家中服用这种药物，结果往往因此成瘾。著名作家弗吉尼亚·伍尔夫患有躁郁症，多次被送入精神病院，她在 174
20 世纪 20 年代经常服用氯醛。她在闺房中写信给情人维塔·萨克维尔-韦斯特，描述了氯醛的药效：“晚安，脊椎中翻滚的氯醛让我困倦不堪，我写不出东西，但又停不下笔——我感觉像是一只飞蛾，眼睛沉重而绯红，披着柔软的绒毛斗篷——一只将要停在甜美灌木丛中的飞蛾——但愿如此——啊，但这样多不得体。”

一旦其催眠作用广为人知，氯醛迅速声名狼藉，成为第一款用于偷偷使受害者丧失行为能力的药物。往别人的饮料里下几滴氯醛衍生出了“暗下蒙汗药”[1] 的说法。（“Mickey”一词可能最初是指芝加哥酒保迈克尔·芬恩，他在抢劫的目标顾客的饮料里加了氯醛。）

1 原文为英文俚语 slip someone a mickey，指（在某人饮料中）暗下催眠药，尤指氯醛；Mickey 是迈克尔（Michael）的昵称。

让患者陷入睡眠这么简单的一个动作会不可避免地减轻他们的症状。毕竟，当失去意识时，你的焦虑、妄想和狂躁也会随着你神经性的抽搐、咆哮和踱步而消退。从这一事实观察出发，精神科医生很容易推断出一个假设：通过延长患者的睡眠时间，也许可以减轻其清醒时的症状。19 世纪初，英国精神科医生尼尔·麦克劳德开始使用强效镇静剂溴化钠对各种精神疾病进行实验。他声称，通过让患者陷入长时间的昏迷，他能够完全缓解患者的精神障碍，有时这种缓解甚至可以持续几天甚至几周。他称这种治疗为“深度睡眠疗法”——这个名字很吸引人，毕竟谁沉沉睡上一觉之后不会感觉神清气爽呢?

不幸的是，自然的深度睡眠与药效强到足以放倒一头大象的
175 化学药剂诱发的睡眠还是有天壤之别。深度睡眠疗法可能引发一系列可怕的副作用，包括昏迷、心血管衰竭和呼吸骤停。有一名患者就在麦克劳德的实验中死亡。诱导合适睡眠时间所需的准确剂量很难判断。最棘手的是，人们发现溴化物是一种会在肝脏中积累的毒素，使用次数越多，毒害越大。

起初，溴化合物在公立精神病院迅速得到广泛应用，因为它比氯醛更便宜、更容易制造，而且药效更强烈。这种“溴化物催眠疗法”曾被其他医生短暂采用，后来因为太过危险而被淘汰了。

尽管吗啡、氯醛和溴化物都是粗糙、易成瘾，且具有有害副作用的镇静剂，但药物诱导的睡眠具有治疗作用的观念在第二次世界大战开始时就已经确立了其牢固的地位。(当然，精神分析师拒不认同，他们一概拒绝使用安眠药，坚持认为这对解决无意识冲

突——所有精神疾病的真正根源——毫无益处。）即便如此，精神病学家、精神分析师或其他人都不相信会出现这样一种药物——针对精神疾病的症状，能让病人过上正常生活；至少在 1950 年前不相信，而在这一年，第一种能为痛苦的心灵真正带来治疗效果的**精神药物**诞生了。

虽然这种药物影响巨大，但我敢打赌你可能从未听说过它：**氨甲丙二酯**，最初进入市场时叫作“眠尔通”。这种合成药物能缓解焦虑，带来平静感，而不会让患者进入麻醉或睡眠状态。在第一篇经同行评审的关于使用氨甲丙二酯的文章中，作者将其效果描述为“安定”（tranquilizing），第一类精神药物也由此得名：**安定药**（tranquilizers）。

精神分析师们诋毁氨甲丙二酯，认为它不过又是一种掩饰精神疾病，而非起到治疗作用的化学品，但只有弗洛伊德派对它的问世 176
不屑一顾：氨甲丙二酯不仅是世界上第一种精神药物，更是世界上首款引起轰动的精神药物。截至 1956 年，氨甲丙二酯的处方量高达 3 600 万张，令人咋舌；美国每三张处方中就有一张开了这种颠覆性的安定药。什么毛病都能开这种药，不管是精神病、成瘾症，还是过度烦忧的家庭主妇，这也催生了它的流行绰号“妈妈的小帮手”，滚石乐队的同名歌曲让它名传后世。

20 世纪 60 年代，氨甲丙二酯被新一代国际上流行的安定药利眠宁和安定取代。（最受欢迎的当代苯二氮䓬类药物是抗焦虑药赞安诺和安眠药安必恩。）所有这些药物的起源都可以追溯到 20 世纪初麦克劳德的深度睡眠疗法。

虽然氨甲丙二酯毫无疑问可以有效地缓解轻度焦虑症状，但它并不是能颠覆游戏规则的药物，不像抗生素之于细菌感染、胰岛素之于糖尿病或疫苗之于传染病。对被困在公立疯人院的患者来说，它对骇人的幻觉、沉重的悲伤或者狂乱的躁狂不起任何作用，因此并不能改变严重精神疾病患者永久住院的未来。即使在氨甲丙二酯引爆了精神病学领域之后，要想找到治疗精神疾病患者的药物似乎还是和患者的妄想一样不切实际，和监禁他们的疯人院一样遥不可及。

拉伯里特的药

1949年，一位名叫亨利·拉伯里特的法国外科医生试图寻找一种能减少手术休克的方法，因为病人在大手术后经常出现低血压
177 和心率过快的情况。当时一种主流的假设认为，手术休克源于患者的自主神经系统对压力的过度反应。（自主神经系统是人体控制呼吸、心率、血压等重要功能的不受意识支配的机制。）拉伯里特认为，如果能找到一种抑制自主神经系统的化合物，他就能增加手术的安全性。

拉伯里特在突尼斯的一家法国军医院工作，那里并非医学界的中心，他在那儿对一类叫作抗组胺剂的化合物进行了实验。今天这种物质通常用于治疗过敏和感冒症状，但当时科学家刚刚了解到它对自主神经系统有强烈的影响。拉伯里特注意到，当他在术前给患者大剂量注入一种名为**氯丙嗪**的特定抗组胺剂之后，患者的状态发

生了明显改变：他们对即将开始的手术表现得无动于衷，这种冷漠在术后持续存在。拉伯里特写道：“我请一位精神科军医看我为一些焦虑不安的地中海型患者做手术。术后，他和我都认为患者表现得非常冷静、放松。”

该药物的心理效应给拉伯里特留下了深刻印象，他开始思考氯丙嗪是否可以用于治疗精神障碍。为了一探究竟，1951 年，拉伯里特为了验证自己的想法，在法国一家精神病院给一名健康的志愿者静脉注射了一剂氯丙嗪。受试者是一位精神科医生，他自愿充当小白鼠，就该药物的心理效应给出反馈。起初，这位精神科医生反馈说：“没有值得一提的效果，只有一种冷漠的感觉。”但随后，他
起身去上厕所时突然晕倒——因为他的血压下降了，这是该药物的 178
副作用之一。此后，该医院的精神病服务部主任禁止了进一步的氯丙嗪实验。

没有被吓退的拉伯里特试图说服另一家医院的几位精神科医生在患者身上测试该药物的效果。他们对他的提议不是特别感兴趣，因为当时精神科医生普遍认为，只有强效镇静剂才能减轻精神分裂症的症状，而氯丙嗪并非镇静剂。但拉伯里特坚持不懈，最终说服了一位将信将疑的医生使用他的药物。

1952 年 1 月 19 日，氯丙嗪用在了一个名叫雅克 · L. 的男子身上，他 24 岁，是一名极度激越的、有暴力倾向的精神疾病患者。接受静脉注射后，雅克迅速平静下来，变得冷静、镇定。经过三周的稳定治疗后，雅克能够进行一切正常活动了。他甚至玩了整局桥牌。事实上，因为他康复得很好，医生喜出望外，直接让他出院

了。这简直是奇迹：一种药物似乎消除了不受控患者的精神疾病症状，还让他能够离开医院、回归社区。

氯丙嗪和安定药、镇静剂最大的不同在于，它能够减轻精神病症状的强度，包括幻觉、妄想、思维混乱等，就像泰诺能缓解头痛或发热的痛苦一样。我的朋友、法学学者艾琳·萨克斯患有精神分裂症，她在回忆录《核心崩解：我穿越疯狂的旅程》中写道，抗精神病药物更像是一个调光器，而非开关。症状最严重时，她会听到尖锐的人声用伤人的言辞侮辱她，或者大喊着她必须服
179 从的命令。药物可以逐渐缓解她的症状，她还是能听到人声，可那人声变得遥远、模糊，隐入背景之中，不再那么强烈，也不再困扰她。

氯丙嗪作为一种抗精神病药物——准确来说，作为首款抗精神病药物——以大浪之势席卷了欧洲的精神病院。在以精神分析为主导的美国，人们对这种神奇药物的反应则相对温和。制药公司史密斯·克莱恩和法兰苏（葛兰素史克公司前身）从一家欧洲公司那里获得了氯丙嗪在美国的销售许可，发起了一场大规模的营销运动，试图说服医学院和精神病学系在患者身上测试氯丙嗪——美国商品名为 Thorazine，在欧洲则叫作 Largactil，但美国的精神科医生嘲笑拉伯里特的药物是“精神科的阿司匹林”，认为它不过是又一款镇静剂而已，和氯醛或巴比妥类药物差不多——一首分散注意力的警报之歌，让易上当的精神科医生偏离他们真正的任务，即挖掘潜藏在无意识土壤中的神经症种子。

起初，史密斯·克莱恩和法兰苏公司因氯丙嗪反响平平而备受

打击，困惑不已。他们手上捏着一种经证实能够治疗精神疾病症状的神奇药物，这在人类历史上还是头一遭，然而他们无法说服美国精神病学界的任何人相信它的价值。最终，他们找到了一个制胜的策略；与其向精神科医生许诺一种奇迹般的治疗，不如以出其不意的现代论点瞄准州政府。史密斯·克莱恩和法兰苏公司以“卫生经济学”“削减成本”为卖点，他们表示，州政府资助的精神病院如果使用氯丙嗪，就能让患者出院，而不是将其永久收容。其中一些（更关心利润而非关于精神疾病真正本质的哲学辩论的）医院在永 180
久住院患者身上试用了氯丙嗪。结果令人惊讶，正如史密斯·克莱恩和法兰苏公司承诺的那样。除了最无望的病例，大多数人的病情都改善了，很多病人可以出院，继续在社区接受治疗了。此后，氯丙嗪如旋风般席卷美国。所有疯人院和精神病院都开始将拉伯里特的药物作为其精神疾病患者的首选治疗方法，史密斯·克莱恩和法兰苏公司的营收在接下来的 15 年里三次翻倍。截至 1964 年，经同行评审并发表在医学期刊上的有关氯丙嗪的文章有 1 万多篇，全球有超过 5 000 万人使用这种药物。

拉伯里特的发现在本质上有着划时代的意义，再怎么称赞都不为过。精神失常让全球数千万男女陷入了残疾乃至往往要永久住院的境地，如今有一种可以缓解其症状的药物从天而降。现在，这些男男女女可以回家，而且令人难以置信的是，他们开始过上稳定甚至有意义的生活。他们有机会去上班，去爱一个人，甚至可能成家。

正如抗生素链霉素慢慢清空了疗养院的肺结核病人，脊髓灰质炎疫苗让铁肺[1]退出了历史舞台一样，氯丙嗪则标志着疯人院时代的终结。氯丙嗪上市的那年，全美精神病院的病患人数开始从顶峰下降，这并不是巧合。

一个半世纪前，菲利普·皮内尔解开了巴黎萨尔佩特里尔医院中病人身上的锁链；如今，另一位法国医生找到了一种帮患者摆脱精神禁锢的办法。“我们该如何治疗严重精神疾病？”经过一场看似无休无止的挣扎后，精神病学终于可以回答这个问题了。

化合物 G 22355

181 由于氯丙嗪取得了巨大成功，在整个 20 世纪 50 年代，其他制药公司都在探索自己的抗精神病专利药物。瑞士制药公司嘉基（诺华公司前身）找到了瑞士明斯特林根市一家精神病院的主治医生。38 岁的罗兰·库恩是一位高大而有修养的精神科医生，他既精通人文学科，又有生物化学背景。嘉基表示，如果库恩愿意在患者身上测试实验性化合物，他们将提供给他。库恩欣然同意。

1955 年底，嘉基的药理学负责人在苏黎世的一家酒店与库恩会面，向库恩展示了一张手绘图表，上面绘有 40 种不同化合物的化学结构，这些化合物均可供测试。药理学家指示说：“选一个。”库恩仔细地研究了这一大片密密麻麻的分子，然后挑中了最接近氯丙嗪的化合物，即一种标记为“化合物 G 22355”的分子。

1 铁肺，一种早期呼吸机，用在因脊髓灰质炎而瘫痪，无法自主呼吸的患者身上。

库恩在几十名精神疾病患者身上使用了 G 22355，但这种化合物并未像氯丙嗪那样显著减轻症状。当然，正如所有药理学研究者都心知肚明的那样，实验性化合物通常会以失败告终——大多数商业药物只有在经历数万甚至数十万种候选化学物质的测试和失败后，才会成功问世。库恩最明智的下一步动作应该是在嘉基的图表上再选一种化合物，然后重新测试。然而，库恩做了一个非常奇特的决定，他的决定将影响数百万人的生活。

第一种抗精神病药物的发现并非源于大型制药公司抗精神病药 182
物的研发计划，而纯粹是一位一意孤行的医生在用实验性药物治疗手术休克时，跟随自己的直觉偶然发现的。现在，一位特立独行的精神科医生决定无视分配给他的任务——寻找氯丙嗪仿制品；他选择跟着自己的感觉走，转而探索抑郁症。比起精神分裂症，他个人更关心这种疾病。

即使在精神病学发展的早期，人们也几乎认定精神分裂症和抑郁症是不同的病症，二者分别表现为疯狂和忧郁。毕竟，精神病最严重的症状是认知障碍，而抑郁症则表现为情感障碍。嘉基接触库恩时，人们并没有理由相信用于减轻精神病患者幻觉的药物也能改善抑郁症患者的情绪（反之亦然）。但库恩对抑郁症的性质有自己坚定的想法。

标准的精神分析式解读认为，抑郁的人因内心压抑着对父母的愤怒而备受折磨，库恩不认同这种解释，认为不应该用心理疗法来治疗抑郁症。相反，他赞同生物精神病学的假设：抑郁症是由一些无法识别的神经功能障碍引起的。但库恩不喜欢当前流行的抑郁症

“生物学”疗法——深度睡眠疗法，觉得这种方法没有针对抑郁症的症状，而是依靠不精确的化学力量冲击病人的整个意识。库恩给一位同事写信：“我多么希望我们能改进这种鸦片疗法。但该怎么做呢？”

在没有告知嘉基的情况下，库恩让三名患有严重抑郁症的患者服用了 G 22355。几天后，患者没有表现出任何好转的迹象。这种结果与吗啡、三氯乙醛等镇静剂，甚至氯丙嗪的药效形成了鲜明对
183 比，那些药物在用药几小时甚至几分钟后就能有效果。出于只有库恩知道的原因，他还是选择继续让患者服用 G 22355。1956 年 1 月 18 日，在接受治疗的第六天早上，一个名叫保拉的患者醒来时感觉大不一样。

护士报告称，保拉看起来更有活力，变得异常健谈，善于社交，不同于平日。库恩给她做检查时，她的忧郁症状显著改善，她第一次表达了对未来的乐观。这简直跟拉伯里特的患者雅克 · L. 玩桥牌一样让人大吃一惊。几天后，另外两名患者也表现出了显著的改善。1956 年，库恩兴高采烈地向嘉基公司写了一封信，谈及了他未经授权做的实验：“患者的疲惫感减轻，沉重感缓解，他们没有那么拘谨了，情绪也有所好转。”

难以置信的是，嘉基公司对库恩的发现不感兴趣。为与竞品氯丙嗪角逐市场，该公司致力于开发一种新的抗精神病药物，而非寻找激进的抑郁症新疗法。嘉基公司对库恩视若无睹，转而匆忙将 G 22355 寄给其他精神科医生，并要求他们只在精神分裂症患者身上测试该化合物，只字未提该药物对抑郁症的潜在影响。次年，

在罗马参加一场精神药理学会议时，库恩再次提出请求，希望将 G 22355 开发为一款抗抑郁药物，嘉基公司的高管仍然置若罔闻。库恩的独特发现似乎注定要被抛弃在医学史的垃圾堆里了。

他试图敦促其他学者关注，但他们对此也漠不关心。当库恩在柏林的一次科学会议上宣读一篇关于 G 22355 的论文时，只有十几个人出席。他介绍了全球首款有效治疗抑郁症的药物，但演讲结束
后，与会者中没有一个人提出任何问题。弗兰克·艾德当时在观众 184
席中，他是一位美国精神科医生，也是虔诚的天主教徒，多年后他告诉我："库恩的演讲，就跟耶稣说的话一样，没有受到当权者赏识。我不知道当时会场是否有人意识到，库恩公布的药物将彻底改变情感障碍治疗。"

就像拉伯里特的药物被发现的戏码一样，命运（或纯粹的幸运）又再次插手了。罗伯特·伯林格是嘉基公司的商业合作伙伴兼股东，颇有影响力，他对库恩在情感障碍方面的专长有所耳闻，于是询问库恩是否能为他患有抑郁症的妻子给出建议。库恩毫不犹豫地推荐了 G 22355，还特地指出，嘉基拒绝开发这种药物。在服用该款实验性化合物一周后，伯林格夫人明显好转。伯林格颇为满意，开始游说嘉基公司高管将该药物开发为抗抑郁药。在如此有影响力的合作伙伴（伯林格也有自己的制药公司）施压之下，嘉基改变了方向，开始在抑郁症患者身上进行 G 22355 的正式人体试验，并最终将该化合物命名为**丙咪嗪**。

1958 年，嘉基公司正式推出丙咪嗪。这是新型三环抗抑郁药中的第一款，这些化合物的分子结构由三个连接在一起的分子环组

成，此类药物由此得名。[当一种药物以其化学结构而非生理机制命名时，这种迹象明确表明，没有人知道它的作用原理。有一类现代抗抑郁药被称为选择性5-羟色胺再摄取抑制剂（SSRIs）。不用说，科学家们已经了解到，它通过抑制神经元对神经递质5-羟色胺的再摄取而起效。] 与氯丙嗪不同，丙咪嗪迅速风靡全球，受到
185 欧洲和美国的精神科医生的欢迎。不久后，其他制药公司也推出了一批三环抗抑郁药——都是丙咪嗪的仿制品。

氯丙嗪和丙咪嗪这两种药物对精神病学实践产生的影响再怎么夸大也不为过。在氯丙嗪于美国上市后不到十年的时间里，精神病学发生了翻天覆地的变化。精神病学三大主要疾病中的两种——精神分裂症和抑郁症——已从“完全无法治疗”转变为“很大程度上可控”。现在，人类的三大精神灾祸中，只有躁郁症这种人类最终极的精神痛苦，仍然无法治疗，没有希望。

澳大利亚的意外发现

当这些神奇药物在欧洲被偶然发现时，在医学界某个鲜为人知的角落里，一位不知名的医生正在探索自己的个人兴趣：治疗躁狂的方法。约翰·凯德接受过精神病学培训，却于二战期间在澳大利亚军队担任外科医生。1942年，他在日本占领新加坡期间被俘，被关押在樟宜监狱。凯德在狱中观察到，身边许多战俘表现出常伴有战争创伤的失控行为。他们颤抖，尖叫，胡言乱语。凯德惊讶于这些创伤导致的症状与躁狂的惊人相似之处，猜想战俘们类似躁狂

的症状可能是由身体在压力下产生的毒素引起的。也许，正是这些医学上的推测帮他在潮湿、狭小的牢房里挨过了闷热的夜晚。

凯德最终获释，战后在墨尔本的邦多拉遣返精神病院继续研究 186
躁狂毒素理论。他的实验很简单，甚至有些粗糙：他将躁狂症患者的尿液注入豚鼠的腹腔。凯德猜测，尿酸是一种存在于尿液中的人体代谢物，过量会引起痛风，那么如果尿酸在大脑中堆积，可能也会引起躁狂。腹部灌满了人类尿液后，根据凯德的记录，豚鼠表现出“更活跃、更不规律的行为”。凯德认为这些类似躁狂的行为验证了他的毒素理论，尽管另一种解释可能是，腹部被注射了外来尿液的任何生物都会行为异常。

凯德认为，下一步是要找到一种能中和尿酸这种引起躁狂的毒素的化合物。由于尿酸不溶于水（这是痛风患者尿酸堆积的原因），他决定添加一种能溶解尿酸的化学物质，以帮助豚鼠（可能还有躁狂症患者）将其排出体外，从而减轻其躁狂。

现在，让我们稍作停顿，给凯德的实验提供一点背景。回想一下，亨利·拉伯里特当时正在探索（在很大程度上是错误的）外科休克理论，随后无意间发现了史上首款抗精神病药物。罗兰·库恩则毫无逻辑地决定看看，那种抗精神病化合物是否更适合振奋抑郁症患者的情绪，从而发现了第一款抗抑郁药物。从这些例子中，可以清楚地看出，这些重大发现的过程并不理性，而是更多地受直觉和意外的引导。现在，约翰·凯德正在研究一个天马行空的假设，因为代谢毒素与躁狂症风马牛不相及，而他认为找到合适的溶剂溶解尿酸就可以消除躁狂。

凯德选择的溶剂是碳酸锂，一种已知可以溶解尿酸的化合物。
187 凯德首先为豚鼠注射了“躁狂尿液”，接着注射了碳酸锂。令他高兴的是，先前“躁狂”的豚鼠很快变得平静了。凯德认为这进一步验证了他的躁狂毒素理论——毕竟，豚鼠难道不是因为成功排出过多的尿酸，所以平静下来的吗？不幸的是，当凯德在动物身上测试其他尿酸溶剂时，它们并没有产生镇定效果。渐渐地，他意识到豚鼠平静下来并不是因为尿酸被溶解——锂本身有一些特别之处。

值得称赞的是，作为一名科学家，凯德放弃了他的数据并不支持的躁狂毒素理论。他全身心投入到将碳酸锂开发为精神疾病治疗药物的工作之中，尽管他并不知道为什么它能够使过度活跃的动物变得平静。1949 年，凯德对被诊断患有躁狂症、精神病和忧郁症的人进行了一次小规模的锂试验。锂对躁狂症患者狂躁行为的影响简直不可思议。镇定效果极为强大，以至凯德提出了一项新的假设：躁狂是由于生理上缺锂。

尽管凯德的第二种理论和第一种一样昙花一现，但他的锂治疗方案不然。今天，锂是全球范围内治疗双相障碍的一线药物。如果不加治疗，躁郁症对大脑极具破坏性，有时可能致命，就像菲利普·皮内尔那位不幸去世的朋友的经历一样，而在发现锂之前，这种疾病没有治疗方案可言。躁郁症的另一个受害者是《华盛顿邮报》著名出版商菲利普·格雷厄姆。菲利普曾因为这种让人抑郁又狂躁的疾病在栗庄接受精神分析治疗，从那里离开后的一次
188 短暂休假期间，即 1963 年 8 月 3 日，他去了家里的乡村别院，然后用猎枪结束了自己的生命。他的遗孀凯瑟琳·格雷厄姆永远不

会原谅精神病学对他的辜负。遗憾的是，尽管直到 1970 年才被批准在美国使用，但锂在他去世时就可以用到了。

适当剂量的锂可以平衡躁郁症患者的大幅情绪波动，让患者过上正常的生活。直到今天，锂仍然是最有效的情绪稳定剂（治疗躁郁症的一类药物的名称），不过现在也有其他有效的替代性药物。

到了 1960 年，经过一个半世纪的摸索，针对三种严重精神疾病，精神病学都有了可靠疗法。与之前的镇静剂和安定药相比，氯丙嗪、丙咪嗪和锂的独特之处在于，它们直接瞄准具体精神疾病的症状，就像用钥匙开锁。镇静剂和安定药在每个人身上引起的剧烈精神变化是相同的，不论你是否患有精神障碍，而抗精神病药、抗抑郁药和情绪稳定剂可以减轻疾病症状，却对健康人没有太大影响。更好的是，不同于兴奋剂、巴比妥类药物或阿片类药物，这些新药不会导致成瘾，也不会带来愉悦感。因此，这些药物对焦虑的健康人来说并没有吸引力，也不会导致精神疾病患者成瘾。

不幸的是，这些药物不会导致成瘾意味着，许多患者在症状消退后没有特别强烈的欲望去坚持服药，特别是因为氯内嗪、丙咪嗪和锂各自都有令人不适的副作用，如果不精细调整剂量，不适感会尤为强烈。对大多数患者（和他们的家人）来说，精神药物近乎奇迹般地缓解了疾病的慢性痛苦症状，这一点远比其副作用要紧。 189

我亲身体验过新一代精神药物的独特药效。医学院的药理学课上，老师要求我们摄入那个学期中学过的一系列药物，每周一剂。每周五，他会给一小杯液体，让我们服下。我们的任务是描述我们在接下来的一小时内感受到的效果，然后猜测服下的是哪种药物。虽然我们知道可能是哪几种药物（包括酒精、安非他明、镇静剂、安定、氯丙嗪、丙咪嗪和安慰剂），但在我们完成整个系列之后，真相才会被揭晓。令我震惊的是，除了氯丙嗪，其他的我全猜错了。抗精神病药物让我感到疲劳又无聊，使我的思考变得特别费力，并且导致我对周围发生的一切都漠不关心。后来做住院医生期间，我尝试过锂，但除了更口渴、排尿更频繁，并没有什么特别的感觉。

精神药物惊人的有效性开始改变精神病学的本质，提升了该专业的地位。精神疾病，这个医学中的害群之马，可以归栏了，因为它终于**有药可治**。肯尼迪总统在 1963 年发表国情咨文时，认可了精神健康领域的转变："近年来出现和开发的新药让大多数精神疾病患者能够在自己的社区中得到成功、迅速的治疗，他们得以重返社会，做有用之人。这些突破让庞大而令人不适的精神病院里长期或永久的监禁渐渐退出了历史舞台。"

不用说，精神病学领域的这种转变也改变了精神科医生的角色。

精神药理学先驱

190 在位于俄亥俄州牛津市的迈阿密大学读本科期间，我不时想象自己成为外科医生、产科医生、心脏病专家、放射科医生、神经学家，有时甚至还想当一名精神科医生。西格蒙德·弗洛伊德的著作向我介绍了心灵医学，打开了通过深思熟虑的分析探索人体最迷人、最重要的器官的可能性。然而，有一种与众不同的体验让我认识到了通过生物学、化学和神经回路理解大脑的可能性。在撰写本书的过程中，我发现鲍勃·斯皮策和我在职业发展上有着共同的经历——在青年时代尝试过麦角酰二乙胺（LSD）。

虽然对20世纪60年代的成年人来说，服用扩展心灵的药物就像一种成人仪式，但我怀疑我尝试迷幻药的方式不太典型。1968年，当时我在读大三——那一年披头士乐队发布了迷幻电影《黄色潜水艇》，那也是纽约州贝塞尔镇举办伍德斯托克音乐节的头一年——我决定尝试致幻性药物。我没有急着参与最新的嬉皮“偶发艺术”[1]，而是系统地考虑了当时流行的娱乐性药物——大麻、兴奋剂、镇定剂、致幻剂——并权衡了每种药物的利弊，就像大多数人买新车时多方考量一样。我决定，我的目标（也许我野心过大）是拓展对世界的理解，揭示神秘的自我。我阅读了几本描述致幻剂引发心灵扩展之旅的反文化书籍，比如《宗教经验之种种》《众妙之门》《唐璜的教诲》，随后我想我终于找到了想要的药物——迷幻药之王LSD。

我决定与女友南茜一起体验，并按我一贯的风格提前精心计划 191
了这件大事的每个细节。LSD以方块吸水纸为载体，被称为吸墨纸迷幻药。南茜和我每人吞服了两小块（约100微克），然后在温暖的

1 偶发艺术，流行于20世纪60年代的一种艺术理念与流派，诞生于美国，主张艺术与生活结合，以表现偶发性的事件为主，重现人的行为过程，展示人的本能反应。

春日午后踏入迈阿密大学的校园。不到 15 分钟，我感到全身一阵刺痛——从腹部开始，然后涌上全身。很快，我的视觉、听觉和触觉感知开始波动、增强。草地和树木变得更加明亮，映入眼帘的绿色生动到堪称壮观。我的手变得奇妙，呈现出不断聚焦、失焦的万花筒图案。我们穿行而过的操场上萦绕着迷人的魔音。

最后，按照事先的计划，我们来到校园附近的一座教堂，坐在一排长凳上。教堂炫目的彩色玻璃和壮丽的圣坛让我惊叹不已。截至此时，LSD 的效果主要是感知上的。现在，一种更加强烈、更加迷幻的新感受出现了——事实上，我和精神分裂症患者打交道时经常回忆起这一部分。我注视着教堂的宗教装饰，整个人充满了一种强烈的灵性觉醒，仿佛上帝正在向我讲述他的秘密和神圣的含义。一连串的启示在我的意识中翻滚，似乎触及了我的灵魂，其深刻性让我激动不已。一个出世超尘的声音低语道："而且永远没有人知道"，似乎在暗示我：**真正的真相**就在意识的秘密间隙中，大多数人永远无法企及，就算他们能够接近，也不会记得这些珍贵的邂逅。我看着女友，以为她也沉浸在同样超然、令人
192 沉醉的体验之中。"我们要常来这里参加礼拜，这样才能维持这种美妙的联系！"我告诉她。她疑惑地看着我，嚷道："但你是犹太人呀！"

我们后来意识到，我们的内心体验大相径庭。我的思绪飘荡在形而上学的知识领域，而她大部分时间都在反思她与父亲的关系。她父亲是白人、盎格鲁-撒克逊新教徒，他的祖先乘着"五月花号"来到这片土地，她在想父亲会对她交往犹太男友作何感想。

然而，最令人泄气的时刻是我掏出笔记本之际。在整个旅程中，我在一些感受最深刻的瞬间记下了笔记，期望在药效消退后能够回顾这些宝贵的宇宙顿悟。事后，我翻阅着疯狂的涂鸦，发现它们要么平凡乏味——“爱是真谛”；要么荒谬而毫无意义——“叶子是绿色的云”。后来，每当我遇到萨斯、莱恩或其他反精神病学人士谈论“精神分裂症患者的旅程”，我就会想起我的“伟大思想”笔记。一个人**相信**他邂逅了宇宙的真谛——无论因为药物还是精神疾病——并不等于事实如此。

然而，我的迷幻之旅确实带来了一点真知灼见，时至今日，我仍然对这种见地心怀感激。尽管 LSD 带来的幻觉在次日清晨的阳光中逐渐消散，但令我感到震惊的是：这么一丁点儿化学物质，不过 50 微克到 100 微克，重量还不及一粒盐，竟能如此深刻地影响我的感知和情绪。我突然想到，如果 LSD 能如此显著地改变我的认知，那么大脑的化学机制必然容易受药理操控手段的影响，有些可能产生治疗效果。在一个弗洛伊德仍然统治着美国精神病学的时
代，我的迷幻药实验揭示了一种超越心理动力学的精神病理学观 193
念，即将其视作盘绕的大脑细胞中实在而具体的生物化学问题。

在氯丙嗪、丙咪嗪和锂出现之前，患上严重的精神疾病几乎注定终生受苦，对患者家属来说，这也是一种莫大的耻辱。更糟糕的是，主流的精神病学理论责怪父母抚养孩子的方式，或者责怪患者本人“拒绝治疗”。但是，新一代精神药物的成功正面挑战了精神分析的基本原理。如果抑郁症是由对父母的愤怒被内化引起的，精神疾病的发生是因为要求苛刻、难以捉摸的母亲，而躁狂症是因为

婴儿期产生的夸大妄想没有得到解决，那么吞下一小片药怎么会让他们的症状烟消云散呢？

精神药物的成功不仅挑战了精神分析师们关于精神疾病所学到的一切，而且对他们的生计构成了威胁。那些确实屈尊给患者开具新药处方的精神分析师把这当作万不得已的最后一招，只有尝试过心理治疗并以失败告终后才能使用。但是，与很多我这一代尝试过致幻药物的精神科医生一样，我逐渐接受了我们始料未及的新身份——**精神药理学家**，我们怀着同理心，针对特定疾病开具药方。

第一批精神药理学家都在培训中被灌输过精神分析传统，但通常对弗洛伊德的教条抱有疑虑。最乐于接受精神疾病新药的是最年轻的精神科医生，这不足为奇。从 20 世纪 60 年代初的精神科开始，使用新药的压力经常来自受训住院医师。慢慢地，药物开始渗透到临床精神病学中，积极主张药物疗法的从业者变得越来越常见。

194 精神药理学家日益壮大的队伍将生物精神病学家的数量，增大到了自威廉·格里辛格引领的全盛时期以来的最大值。在其他专业领域的医学同行看来，精神药理学家无异于一阵清风；这些同行能理解的、有医学头脑的精神科医生终于出现了，现在大可自信地将精神疾病患者推荐给他们了。但对从事精神分析的同事来说，这些特立独行的精神药理学家是异教徒，更有甚者——他们是失败的精神分析产生的可怜之物，克服不了自己的冲突，所以无视弗洛伊德的教导，并神经质地坚持着化学物质能够治愈患者的妄想。

大胆而直言不讳的精神药理学家不仅发表了关于精神疾病的激进新理念，而且以禁忌之道行事。他们拒绝模仿典型分析师那种刻意的态度——以生硬而无所不知的语气说话，或者以疏离的方式静静倾听。相反，他们热情、试验性地与患者互动，同时努力表达共情、宽慰。有时，他们看诊的时间不过 20 分钟或 30 分钟，有时甚至才 15 分钟，不像精神分析规定的一场要 45 分钟或 50 分钟。为了给患者量脉搏、血压，检查副作用，或只是为了握手问候，他们甚至时不时地还会犯触碰患者的大忌。这些早期的异教徒 / 先驱包括哈佛大学的乔纳森·科尔、马里兰大学的弗兰克·艾德、纽约大学的山姆·格尔申、哥伦比亚的唐纳德·克莱恩，以及——最臭名昭著的异端教徒——内森·克莱因。

克莱因的职业生涯最有代表性地展示了新一代精神药理学家最伟大的成功，以及他们最严重的缺陷。1943 年，内森·克莱因从纽约大学医学院毕业时，精神病学还是一片被精神分析理论炙 195
烤的科学荒原。但智识上的躁动不安让克莱因不愿参与这场科学游戏，早在职业生涯初期，他就开始寻找药物疗法。作为一名未来的精神药理学家，起初他唯一可用的化合物是各种镇静剂，他尽责地研究了这些药物。因为缺乏有效药物而感到沮丧的克莱因将搜索范围扩大到了其他医学领域。印度人将蛇根木用作镇静剂（著名病例包括甘地），克莱因对此很感兴趣。他从中提取了一种叫作蛇根碱的物质，并于 20 世纪 50 年代初开始在精神分裂症患者身上进行测试。他最初的研究结果颇有希望，却因氯丙嗪的问世而黯然失色。

克莱因开始研究其他精神活性化合物。最终，他于 1959 年发表了一系列关于异丙烟肼的突破性研究成果，这种药原本用于治疗结核病，但研究证明它也是一款有效的抗抑郁药。他的研究成果确立了一类在药理学上不同于丙咪嗪的全新抗抑郁药物：单胺氧化酶抑制剂（这一次，科学家们理解了它在大脑中的作用机制）。该发现让克莱因跻身科学巅峰。他的研究让他成为唯一一位两度荣膺享有盛誉的拉斯克奖的科学家。

20 世纪 50 年代末 60 年代初，一大批精神疾病新药开始获得 FDA 批准，克莱因迫不及待地在他位于纽约的诊所里逐一尝试了各种药物。当时曼哈顿的大多数精神科医生都专注于无休止的弗洛伊德式谈话治疗，克莱因却积极地给患者开最新的药物——通常是几种药物混搭，还大幅减少了谈话治疗的时长、次数和频率。

196 1960 年，《生活》杂志称克莱因为“精神疾病新药疗法的先驱”。他在整个医学界备受推崇，并当选为各大最精英化的科学学会的成员。内森·克莱因为纽约州精神病院去机构化运动做出了最为卓越的贡献：克莱因的精神药理学研究的显著成果让他大受振奋，他向纽约州州长纳尔逊·洛克菲勒讲述了一种药物驱动的社区精神健康护理的愿景，这种努力与肯尼迪总统 1963 年推出的《社区精神健康法案》不谋而合。各路名流、政客纷纷上门求医，克莱因频频受到媒体赞扬。他的迅速走红反映了药物对精神病学及精神病院的革命性影响，但也将揭示伴随精神病学迅速药物化而到来的危险。

1977 年，我在佛罗里达州参加由国家精神卫生研究所赞助的一次精神药理学会议上第一次遇见克莱因，彼时他正值职业生涯的鼎盛时期。当时是我接受精神病学住院医师培训的第二年，导师派我去比斯坎湾的索尼斯塔酒店，汇报我们的新型抗精神病药物研究成果。

大约有 300 人与会，大多是学术研究人员和国家精神卫生研究所的科学家，还有一些来自制药公司的代表。第一天会议结束后，主办方在俯瞰海滩的露台上举办了鸡尾酒会。我走向人群，看到了令人难忘的一幕。露台的一侧是一群热闹的与会者，他们穿着短裤、泳衣和 T 恤，热切地聊着。而在另一侧，躺在沙滩椅上俯瞰大海的是内森·克莱因，他穿着一身贵气十足、洁白无瑕的热带休闲装，身边围绕着一小群与会者。他一只手端着热带饮料，另一只手 197
指挥着仆从，如同一位君主在接见臣民。

会议前夕，我在《普通精神病学文献》上读到了克莱因关于一种名为 β-内啡肽的新化合物的研究报告，他已经将其用在精神分裂症患者身上，并取得了显著效果。这是一项惊人的发现，因为当时已知的抗精神病药物仍是氯丙嗪的各种化学变体，而 β-内啡肽是一种由人体产生的天然肽，是一种完全不同的化合物。继发现一类全新的抗抑郁药物（单胺氧化酶抑制剂）之后，克莱因现在似乎又发现了一类全新的抗精神病药物。

我紧张地走过去，做了自我介绍。我问了他几个关于他的研究的问题，既想以我的学识打动他，又想加深对他的了解。起初，他对我跟他打招呼有些警惕，但在意识到我的确是仰慕者之后，他热络起来，热情地回答了我的问题。最后，他威严地感谢了我的提问，结束了对话。

直到后来，我才得知，尽管克莱因声名显赫，但科学界对他避之不及。用现代的说法，他已经江郎才尽了。在佛罗里达的那次会议上，我本该意识到，他自命不凡的行为会让同行疏远他，但作为一名年轻的住院医师，我那时既天真，又追星。不久后，我将直观地了解到他违背学术和医学行为准则的罪行。

我继续在曼哈顿的圣文森特医院做住院医师，在工作中慢慢遇
到了被纽约的许多精神科医生戏称为“克莱因式”的病例。克莱因
医生的病人开始拥入急诊室和门诊诊所，住进了精神科住院部，这
198 些都是他轻率做法的受害者。他们都遭受了由多种精神药物鸡尾酒
式混用引起的严重副作用，或出现了戒断反应。大多数精神科医生
在治疗抑郁症、躁郁症、精神分裂症或焦虑症时通常会给患者开一
两种药物，极少数情况下会开三种药，但克莱因医生频频以最强效
的形式同时给病人开至少五种药物，其剂量通常很大。后来，我只
需瞟一眼病历上的药物清单，就能看出来者是不是克莱因医生的病
199 人。除了他，没人有这等自信，或者说莽撞，敢像女巫一样用乱人
心智的药物调出这样的药用鸡尾酒。

最终导致克莱因跌下神坛的并非病人死亡或大规模的医疗事故诉讼——尽管这肯定是一种可能性，而是那个促使我在佛罗里达州小心翼翼地和他搭话的研究。人体医学实验必须经机构审查委员会审查同意，以确保实验的道德性和合法性，但克莱因未将他的研究提交给该委员会。不仅如此，在患者身上使用实验性精神活性化合物之前，他也没有费心从患者那里获得知情同意。显然，他渴望获得另一个震惊世人的科学成就（也许还要获一个诺贝尔奖），所以急于成为第一个发表潜在新型抗精神病化合物成果的科研人员。

FDA 对克莱因展开调查，他于 1982 年被迫签署了一项联邦同意令，承诺永远不再开展药物研究。精神活性药物让克莱因的职业生涯一飞冲天，也让它以耻辱收场。一年后，他在手术台上因主动脉瘤引起的并发症去世。

抛开克莱因的过分行为，精神药理学的出现已经不可逆转地改变了精神病学领域。严重精神疾病患者现在有望缓解病情，真正康复。但它的出现也在这个努力重新定义自身的领域中制造了紧张局势。媒体没有忽视这种困境，他们对正在抬头的意识形态分歧问题进行了报道。1955 年，在氯丙嗪重新定义了精神健康领域之后，《时代》周刊报道称："象牙塔里的批评家（主要是精神分析师）认为红砖实用派（州立医院的医生）没有触及患者的'深层精神病理'，所以治不好病人。这些医生想知道，患者是否因为乱伦冲动，或五岁时从兄弟的存钱罐里偷钱导致的无意识冲突，而选择脱离这 200
个世界。在红砖实用派看来，这就像争论针尖上有多少天使一样。"

然而，在精神药理学家能够打破平衡，让天平远离象牙塔中的精神分析派评论家之前，精神病学还将经历最后一场必要的革命。

第三部分

精神病学的重生

20 世纪末最重要的智识成就无疑是精神病学的生物学研究方法，该方法将精神疾病视为受基因影响的脑部化学紊乱。弗洛伊德的思想基本主导了过去一个世纪的精神病学进程，现在像冬天的残雪一样消融殆尽。

——爱德华·肖特

第七章　走出荒野：大脑革命

你掌心里捧着的这块三磅重的果冻，它可以思考广袤无垠的星际空间。它可以思考无穷的意义，也可以思考自己思考无穷的意义。

——维莱亚努尔·拉马钱德兰[1]

所有在地上爬行、在黏糊糊的海水里潜行的懦弱生物都有大脑！

——《绿野仙踪》

要是我有一个大脑

在《绿野仙踪》中，稻草人渴望拥有一个大脑。令他惊讶的 203
是，大巫师告诉他，他有大脑——只是他不知道罢了。在 20 世纪

1　维莱亚努尔·拉马钱德兰（Vilayanur Ramachandran），印度裔美国神经学家，在行为神经学与视觉心理物理学等领域有杰出贡献。

的大部分时间里，“无脑”这个说法也适用于精神病学。尽管精神病学表面上是致力于研究思维、情感异常的医学专业，但是直到20世纪80年代，它才将主要关注点放在掌管思维和情感的**器官**上。

精神科医生并不是唯一一群忽视大脑的人——人类对我们颅骨内部这块粉红色东西的兴趣，长期以来一直与其重要性不成比例，尤其是与其主要对手——长期稳坐解剖学头把交椅的心脏——相比。结婚或坠入爱河时，我们把**心**交给了对方，但从不会把脑子交出去。有人离我们而去时，我们感到**心碎**，而不是**脑碎**。我们说慷
204 慨的人**心胸宽广**、**心地善良**，或者说他们的**心是金子做的**，而不会说他们的**脑子是金子做的**。就连《圣经》也赋予了心脏精神属性：“你要全心全意地爱耶和华。”

但心脏不过是一个被美化的泵而已。它唯一的功能就是在平均寿命内进行20亿次收缩和扩张，将血液输送到全身各处。相比之下，人类大脑是一台不可估量的超级计算机，其复杂性超出其他任何器官多个数量级。从受孕后三周形成的微小神经管开始，大脑以惊人的速度长成有褶皱的、面团状的一个团块，重达三磅。人脑由1 000亿个神经元组成，通过30万亿个连接进行交流，以不可思议的方式调节着我们的心率、体温和食欲，同时驱动我们歌唱旋律、雕刻雕像、编写软件……以及写下研究大脑的长篇论文。将心脏与大脑相比，就像将孩子的玩偶屋与纽约市相比。

有一个因素长期阻碍了研究人员分析大脑，那就是这台神秘的超级机器被封存在一个无法穿透的容器——颅骨——之中。直到最近，实际**检查**大脑的唯一方法是通过极具侵入性的操作，或者在尸

检时切下大脑。关于大脑的第一项公开的科学理论建立在一种相当巧妙的（应该说是完全错误的），不必直接接触大脑的方法，即**颅相学**上，也就不足为奇。

德国医生弗朗茨·约瑟夫·加尔开创了颅相学，该学说的基本假设是：大脑的不同部分控制着特定的功能。控制饥饿、欲望和愤怒的是不同的分区。正如后来神经学家所证实的那样，他说得没 205
错：大脑特定的区域对应特定的精神功能。不过，加尔接下来的两条假设就没有那么幸运了。他认为，如果一个人表现出与某一特定精神功能不成比例的活动，如过度的性欲，那么（1）其大脑中管理欲望功能的部分将扩张，（2）扩张的这部分上方的颅骨也会扩张。因此，加尔声称，通过测量头部各种凸起和凹陷的相对大小，可以辨别一个人真实的心理构造。你也可以说，颅相学是人类首次对脑图谱做出的粗糙尝试。

加尔认真评估了囚犯、医院病人和精神病院患者颅骨的几何形状，报告了许多耸人听闻的"发现"。彻头彻尾的疯子头部后方有一个凹陷，加尔解释说，这意味着他们的自控能力减弱。年轻的扒手耳朵上方有隆起。事实证明，所有这些关于颅骨几何形状和行为之间的所谓关联都毫无根据。如今我们知道，一个人的性格与他的颅骨形状没有任何关系。

颅相学无法对人类行为提供任何有用的预测，于是到19世纪中期就不受欢迎了。大约在同一时间，威廉·格里辛格宣称精神疾病是"神经和大脑疾病"。一个世纪之后，20世纪40年代后期和50年代，美国精神病学出现了第一批以大脑为关注重点的精神科医生。

尽管他们在人数上远远不及弗洛伊德学派，但生物精神病学学会等组织的成员复兴了德国前辈以大脑为中心的研究。然而，他们并不
206 局限于尸检标本研究，还从在世精神疾病患者的体液（血液、脑脊液和尿液）中搜寻线索。新一代生物精神科医生相信，在这种有机液体中，他们会发现属于他们的圣杯：精神分裂症的生物标志物。

正如约翰·凯德相信躁狂是由代谢毒素引起的那样，生物精神科医生推测精神分裂症可能是人体产生的某种致病性有机化合物导致的，这种化合物想必可以通过实验室测试检测到。该假说的灵感来自一种叫作苯丙酮尿症（PKU）的代谢紊乱，这是一种由基因突变引发的疾病，这种突变导致肝脏无法正常代谢一种必需氨基酸——苯丙氨酸。由于代谢失调，苯丙酮尿症患者体内会积累一种叫作**苯酮**的物质。过多的苯酮会干扰大脑发育，导致智力障碍和行为问题。因此，苯酮是苯丙酮尿症的生物标志物：如果医生在患者的血液或尿液中检测到该化合物，则表明他可能患有这种疾病，因为健康人的苯酮水平极低。

20 世纪 60 年代中期，生物精神科医生开始用一种名为色谱法的新技术，来比较精神疾病患者和健康个体的尿液，进而寻找精神分裂症的生物标志物。色谱法需要使用一种特殊的化学敏感纸，它会因接触不同化合物变成不同的颜色。如果将健康人的尿液和患者的尿液分别滴在试纸上，然后比较试纸的颜色，就可以识别二人尿液中化合物的差异——这些差异可能反映了疾病副产品的情况。

1968 年，生物精神科医生在色谱法研究上的努力取得了轰动
207 性的突破。加利福尼亚大学旧金山分校的研究人员发现，精神分裂

症患者的尿液产生了一种健康个体的尿液中不曾出现的颜色——一种“淡紫色斑点”。当另一组研究人员发现精神分裂症患者的尿液中存在另一种“粉红色斑点”时，生物精神科医生的热情更加高涨了。许多人相信，精神病学即将进入新时代，届时精神科医生只需指导患者在试纸上排尿，就可以分辨出五花八门的精神疾病。

不幸的是，这种基于尿液的乐观情绪很快烟消云散了。当其他科学家尝试复现这些惊人的发现时，他们发现对淡紫色和粉红色斑点的解释其实相当乏味。原来这些所谓的生物标志物并非精神分裂症本身，实际上是抗精神病药物和咖啡因的副产品。参与色谱法研究的精神分裂症患者正在（非常明智地）接受抗精神病药物治疗，再加上在精神病院无事可做，他们通常会摄入大量咖啡。换句话说，尿液检测通过识别摄入了大量咖啡因，且正在接受精神分裂症药物治疗的患者来发现精神分裂症。

尽管20世纪六七十年代的生物标志物研究最终没有产出任何有用的成果，但至少它是基于精神疾病源于大脑功能紊乱，而不是源于性挫折或“冰箱母亲”的假设。最终，生物精神科医生把寻找圣杯的搜索范围扩大到了体液以外。他们转向了大脑本身。但是，由于这个器官被不可穿透的骨头和层叠的薄膜包裹着，不能在没有损伤风险的情况下研究，他们怎么能妄图一窥活体大脑的神秘机制呢?

大脑的窗户

19世纪时，人们几乎没有从对尸体的大脑的外观检查中得出 208

任何关于精神疾病的信息，由此，精神科医生怀疑，与精神障碍相关的神经特征必定比中风、痴呆和创伤性脑损伤导致的明显异常要细微得多。我们需要的是一种窥视大脑内部的方法，以了解其结构、组成和功能。

威廉·伦琴于 1895 年发现的 X 光起初看似会带来期待已久的突破。X 光可以协助癌症、肺炎和断肢的诊断。但早期的头部 X 光照片只能显示颅骨和大脑的模糊轮廓。伦琴射线可以检测颅骨骨折、穿透性脑损伤或体积较大的脑肿瘤，但对采取生物学研究方法的精神科医生来说没什么其他用处。

如果精神科医生希望在活体大脑中检测到与精神疾病相关的实物证据，那么他们需要一项能够以可辨识的细节显示大脑精细结构的成像技术。最终这项技术突破的资金来源是披头士乐队，这着实出人意表。

20 世纪 70 年代初，百代（EMI）主要是一家唱片公司，但他们确实拥有一个小型电子部门，正如公司全名所示：电子与音乐工业公司（Electric and Musical Industries）。EMI 的音乐部门因全世界最受欢迎的乐队——披头士乐队——的现象级成功而获得了巨额利润。EMI 资金充裕，于是决定在电子部门开展一个高风险、高成
209 本的项目。EMI 工程师尝试通过结合多个角度的 X 射线，来形成物体的三维图像。EMI 的工程师用歌曲《我想握住你的手》《朋友的一点帮助》的利润克服了技术障碍，他们发明的新型 X 光技术可以形成比任何医学成像都更全面、更详细的大脑图像。更妙的是，这项操作无须借助侵入性的手术，也不会给患者造成任何生理不

适。EMI 的新技术被称作**计算机轴向断层成像**，它更常见的叫法是 CAT 扫描。

1976 年，英国精神科医生伊芙·约翰斯通发表了首项关于运用 CAT 扫描进行的精神疾病研究，其中有一个惊人的发现，即大脑中与三种主要精神疾病之一相关的生理异常。她发现精神分裂症患者的大脑侧脑室增大，侧脑室是大脑深处的一对腔室，含有用于滋养和清洁大脑的脑脊液。精神科医生震惊不已。已知对神经退行性疾病（如阿尔茨海默病），当围绕脑室的大脑结构开始萎缩时，侧脑室就会扩张，因此精神科医生自然推断，精神分裂症患者大脑中的脑室扩张是某种未知过程的萎缩导致的。美国国家精神卫生研究所精神科医生丹尼尔·温伯格很快复现了这一惊人的发现。

第一批精神病学 CAT 扫描带来的冲击尚未平息之际，又有另一项更适合研究精神障碍的脑部成像技术问世了：磁共振成像（MRI）。MRI 使用了一种革命性的新技术，将人体的一部分包裹在强磁场中，并测量有机分子在受到该磁场刺激时发射的无线电波。MRI 首次用于大脑成像是在 1981 年。CAT 扫描让精神病学研究人 210
员得以透过锁眼窥视大脑的异常，MRI 则将大门敞开。MRI 技术能够以前所未有的清晰度，生成生动的三维大脑图像。MRI 的参数甚至可以调整，以显示包括灰质、白质、脑脊液等不同类型的组织；还可以确定脂肪和水分含量，并测量脑血流。最重要的是，不同于 CAT 扫描，MRI 完全无害，而 CAT 扫描所使用的电离辐射可能会随时间积累，并构成潜在健康风险。

到了 20 世纪 80 年代末，MRI 已经取代 CAT 扫描，成为精神病学研究的主要工具。MRI 技术的其他应用也在 80 年代被开发出
211 来，包括磁共振波谱分析（MRS，用于测量脑组织的化学成分）、功能性磁共振成像（fMRI，通过血流和代谢来测量脑活动而非脑结构）以及弥散张量成像（DTI，用于测量在神经元之间传递信号的长神经纤维束）。

20 世纪 80 年代的这波脑成像热潮并非仅限于磁技术。这十年间，正电子发射断层成像（PET）扫描技术也取得了进步，这是一种用于测量大脑化学活动和新陈代谢的技术。尽管与 MRI 精细的空间分辨率相比，PET 只能提供模糊的脑**结构**图像，但它能以接近实时的准确性跟踪脑**活动**。工程师詹姆斯·罗伯逊在布鲁克海文国家
212 实验室实现了首次 PET 扫描，也许是预见到了精神病医生对 PET 扫描技术的应用，他将 PET 扫描仪戏称为“缩头器”（head-shrinker）。

受益于这些神奇的新成像技术，到了 20 世纪末，精神科医生
213 终于得以深入检视活体大脑的奇妙之处：他们能以不到一毫米的空间分辨率查看脑结构，以不到一毫秒的时间分辨率追踪脑活动，甚至还可以识别大脑结构的化学组成——而这一切都不会给患者带来任何危险或不适。

生物精神病学的崇高梦想逐渐得以实现：在使用大脑成像技术，研究了几乎覆盖 DSM 中所有精神障碍类型的几十万名精神疾病患者之后，研究人员开始识别出与精神疾病相关的各种大脑异常。

在精神分裂症患者的大脑中，结构性 MRI 研究显示患者的海马体比健康大脑的小；功能性 MRI 研究显示患者在解决问题时，

额叶皮层的回路激活减少；MRI 研究发现患者海马体和额叶皮层中神经递质谷氨酸水平升高。此外，PET 研究表明，精神分裂症患者的大脑中与注意力集中相关的神经回路（中脑边缘通路）会释放过多的多巴胺，进而扭曲患者对环境的感知。我们还了解到，随着病程的发展，精神分裂症患者的大脑皮层中灰质的量会逐渐减少，这反映了神经突触数量的减少。（灰质是包含神经元及其突触的脑组织，而白质则由像电线一样连接神经元的轴突组成。）

在其他精神障碍的患者大脑中也有类似的发现。1997 年，埃默里大学神经学家海伦·梅伯格用 PET 影像检查了抑郁症患者的大脑，并有了一个惊人的发现：患者大脑深处的膝下扣带回处于高度活跃状态。此外，当患者接受抗抑郁药物治疗时，膝下扣带回的 214
活动就会恢复到健康受试者的水平。梅伯格的发现直接催生了一项针对药物疗法无效的严重抑郁症的新疗法：**脑深部电刺激**（DBS），通过将电极直接植入患者大脑的膝下扣带回区域，减少过度活跃的神经元的放电。

成像研究还揭示了有关自杀的一些非常值得研究的细节。绝大多数自杀的人都患有精神疾病，其中最常见的是抑郁症。但并非所有抑郁症患者都会有自杀倾向。这促使研究人员提出疑问：那些**确实**决定结束生命的抑郁症患者的大脑是否与常人的有所不同？后来的研究表明，在他们脑干中的一个名为背侧中缝核的区域，一种特殊的血清素受体——5-羟色胺受体有所增加。最初研究人员是在自杀者大脑中发现背侧中缝核 5-羟色胺受体水平增加，然后通过在世患者的 PET 影像证实了这一点。

PET 和 fMRI 研究表明，焦虑症患者的杏仁核过度活跃。杏仁核是一个位于颞叶背内侧部的很小的杏仁状结构，在我们对事件的情绪反应中发挥着至关重要的作用。研究表明，当向焦虑症患者展示能引起情绪反应的图片时，他们的杏仁核倾向于产生比健康个体的大脑更夸张的反应。（在下一章中，我们将进一步了解杏仁核在精神疾病中的关键角色。）

自闭症患儿的大脑也呈现出明显的结构性特征，这种特征在两岁以内出现，之后患儿就会逐渐表现出症状。自闭症患儿大脑白质
215 的发育方式异常，在他们六个月大时就能检测到。这表明在自闭症儿童的大脑中，某些脑细胞之间没有建立适当的连接。此外，自闭症儿童在两岁时，其大脑皮层会过度扩张，这可能是因为调节突触连接的增殖的机制没有正常起效。

但要了解大脑，光看图片有时是不够的——我们还需要对这个由神经回路、细胞和分子构成的活生生的、脆弱的实体，脚踏实地地做实验。从 20 世纪头十年到 70 年代，鲜有精神科医生愿意花精力了解大脑的生理活动。毕竟，在这个长期停滞不前的时代，大多数精神科医生都认为精神疾病在本质上是一个心理动力学或社会问题。但有一位美国精神分析师认为，理解心智的道路直接穿过大脑的沟回。

另一位维也纳精神科医生

埃里克·坎德尔于 1929 年出生在奥地利维也纳，这里距离时

年 73 岁的西格蒙德·弗洛伊德的家不远。1939 年，由于德奥合并，弗洛伊德一家逃往伦敦，而坎德尔一家逃往纽约布鲁克林。坎德尔深受童年经历的影响，他目睹了一群友好睦邻的市民变成充满仇恨的种族主义暴民。因此，他入读哈佛大学，打算研究欧洲历史和文学，以弄清楚导致他的同胞发生如此恶劣之转变的种种社会力量。

在哈佛大学求学时，他开始和一个名叫安娜·克里斯的女孩约会。有一天，她介绍坎德尔认识了她的父母欧内斯特·克里斯和玛丽安·克里斯。二人都是著名的精神分析师，在移居美国前是弗洛 216
伊德维也纳核心圈的成员。欧内斯特问年轻的坎德尔有什么学术目标，坎德尔回答说，他正在研究历史，希望可以理解反犹主义。欧内斯特摇摇头，告诉坎德尔，如果想理解人类的本性，他不应该研究历史，而应该研究精神分析。

在女友父亲的推荐下，坎德尔第一次阅读了弗洛伊德的著作。深受启发。尽管坎德尔最终与安娜不再联系，但安娜的父亲对他产生了持久的影响。大约四十年后，坎德尔在他的诺贝尔奖获奖演说中回忆道："我接受了一种观点，即精神分析提供了一种迷人的新方法，它或许是理解心灵的唯一方法，包括理解动机的非理性本质以及无意识和有意识的记忆。"

1952 年从哈佛大学毕业后，坎德尔进入纽约大学医学院，想要成为一名精神分析师。但在第二年，他做出了与大多数即将成为精神病医生的人不同的决定：他坚信，如果真的想理解弗洛伊德的理论，他需要研究大脑。不幸的是，纽约大学没有教职人员研究大脑。因此，在六个月的实习期中，当大多数医学生都在临床轮班时，坎德尔冒险前往哥伦比亚大学神经生物学家哈里·格伦德费斯特的实验室。

格伦德费斯特问坎德尔对什么感兴趣，坎德尔回答说：“我想找出自我、本我和超我的位置。”一开始，格伦德费斯特捧腹大笑，不能自已，但他接下来就给这个雄心勃勃的年轻医学生提了一条朴素的建议：“如果你想理解大脑，那么你必须一次一个神经元地研究它。”

接下来的六个月里，坎德尔在格伦德费斯特的实验室学习如何
217 记录单个神经元的电活动。对一个有抱负的精神科医生来说，这是一项冒险甚至有些鲁莽的尝试——就好比一个经济学学生试图通过观察英格兰银行如何印刷钞票，来理解凯恩斯主义经济理论。但随着逐渐掌握微电极、放大器和示波器的使用，坎德尔开始相信：研究神经元是理解人类行为的坦途。

当离开哥伦比亚实验室之时，坎德尔已然确信精神疾病的秘密就隐藏在神经回路中。即便如此，他仍坚持认为，精神分析为理解这些秘密提供了最好的框架。1960 年，他开始在以弗洛伊德学说为圭臬的马萨诸塞精神健康中心做住院医师，并在那儿接受了个人精神分析治疗。到 1965 年，坎德尔俨然已经成长为一个异类：他既是完全合格的精神分析师，又受过神经学科研训练——一位兼有心理动力学和生物学背景的精神病学家。那么，一个像这样有着看似矛盾的兴趣的年轻医生，会追求什么样的职业呢？

坎德尔决定研究记忆，因为在弗洛伊德关于精神疾病的理论

中，神经质建立在情感经历的记忆之上。如果能理解记忆如何工作，坎德尔觉得他就能理解神经质冲突形成背后的基本机制，而这正是精神疾病的缘由所在。但他没有通过单词联想、梦境分析和谈话疗法来探究患者的记忆，而是把精神病学家从来没有尝试过的一些东西作为他专业研究的项目：阐明记忆的生物学基础。

他的工作远谈不上有前景。20 世纪 60 年代中期，人们对与记忆有关的细胞机制几乎一无所知。神经科学这一新兴领域起不了太
多指导作用，因为它暂时还未发展为条理清楚的学科。医学院均未 218
设立神经科学系，该领域的首个专业组织神经科学协会直到 1969 年才成立。如果坎德尔想要找到大脑中记忆的秘密源头，他只能依靠自己。

坎德尔猜测，记忆的形成必须依赖神经元之间突触连接的改变。但当时尚无已知的方法可用于研究人类的突触活动。他考虑研究 20 世纪 60 年代行为研究中常用的实验室动物——啮齿动物——的突触，但作为研究的起点，就连老鼠的大脑也太过复杂了。坎德尔意识到他需要一种更简单的生物体——一种大脑比老鼠的小，但又不会小到不便于分析其细胞和分子过程的生物。经过漫长的搜寻，他终于找到了一种完美的生物体：加州海蛞蝓。

这种海洋软体动物的神经系统非常简单，仅由 2 万个神经元组成，而人类大脑约有 1 000 亿个神经元。海蛞蝓神经元的细胞体容易识别，按解剖标准来看，其细胞体相当大：直径约 1 毫米，而人类的仅为 0.1 毫米。虽然海蛞蝓的记忆显然与人类的记忆有很大不同，但坎德尔希望，通过研究这种小型无脊椎动物，他可以发现所

有动物形成记忆的基本生理机制。他的推理基于进化论视角的学习与保存理论：对生命来说，记忆在生物学上既复杂又至关重要，所以他推测：一旦记忆的细胞机制在一种非常古老、原始的物种中进化出来，相同的机制很可能在其各种后代的神经元中得以保存。换句话说，坎德尔推测，海蛞蝓、蜥蜴、老鼠和人类编码记忆的细胞过程是相同的。

219 坎德尔在纽约大学的实验室里辛勤工作，煞费苦心地在这些黏糊糊的生物身上开展了一系列条件学习实验，就像伊万·巴甫洛夫在流口水的狗身上所做的实验那样。坎德尔研究了一些简单的反射，比如当有东西碰到虹吸管时，海蛞蝓的鳃会收缩，并且他发现可以通过经验来修改这些反射。例如，在轻触其虹吸管后，他电击了海蛞蝓的尾巴，这让它更有力地收缩了鳃。最后，仅仅是轻柔的触碰，就能让海蛞蝓有力地缩回鳃，这表明它知道触碰预示着即将到来的电击——这个鼻涕虫**记得**之前的电击。

在海蛞蝓展现出记忆能力后，坎德尔将其剖开，仔细检查其神经元，寻找可能构成海蛞蝓新记忆的生物学特征的任何结构或化学变化。这是精神科医生最早（或许是首次）使用非人类生物研究与精神疾病相关的大脑功能，科学家们称之为“动物模型”。尽管动物模型在其他医学领域一直很常见，但大多数精神科医生认为在动物（尤其是原始的无脊椎动物）身上无法模拟看似人类特有的精神状态。

大多数精神科医生没怎么关注坎德尔的研究，那些关注者通常认为这虽有趣，但与临床精神病学无关。海蛞蝓和口腔被动依赖型人格或强迫症患者强硬的超我有什么共同之处呢？识别海蛞蝓关于吹向鳃的气流的记忆，如何能帮助精神科医生解决无意识冲突或更好地解析梦境呢？

但坎德尔没有放弃。研究海蛞蝓的神经元数年之后，他有了一个深刻的发现。坎德尔向我解释道：“我开始理解短期记忆转化为 220
长期记忆时发生了什么。短期记忆涉及细胞之间连接强度的瞬时变化，没有解剖学上的变化。另一方面，长期记忆则涉及长出新的突触连接而产生的持久变化。我终于开始理解大脑是如何随经历而变化的。”

除了记忆方面的开创性研究，坎德尔取得了一系列重大发现，加深了我们对焦虑症、精神分裂症、抑郁症、成瘾和衰老的理解。例如，坎德尔的实验室分离出一种名为 RbAp48 的基因，该基因产生的蛋白质与海马体中记忆的形成有关。坎德尔发现，随着年龄增长，RbAp48 的表达越来越少，这表明能够维持或增加该基因活性的治疗可能会减轻遗忘。随着人类预期寿命的持续增长，如何在我们越来越长的黄金岁月中保存我们的记忆？也许 RbAp48 基因正是关键所在。

然而，坎德尔对精神病学最大的贡献可能不是任何单一的神经生物学发现，而是他对精神病学方向日积月累的整体影响。新一代精神科医生成长于 20 世纪 70 年代，见证了精神药物的强效，见证了关于活体大脑的奇迹般的新图像，他们终于开始相信，精神疾病不仅仅与心理动力学有关。大脑本身是新洞见、新疗法的宝库，但该如何破解这个神秘器官的谜团呢？当时关于大脑本身的精神病学

221 研究寥寥无几，关于细胞和分子水平的大脑活动研究更是屈指可数。为数不多深入开展大脑研究的研究人员主要关注的是相对可控的视觉、感觉和运动等功能。几乎没有人有胆量（或者说傻气）攻克人类行为背后更高级的心理功能……埃里克·坎德尔是第一个。

在坎德尔之前，几乎没有精神科医生使用生物医学领域的常规研究方法，那些这么做的人必须从精神病学界以外的科学家那里寻求培训，坎德尔便是如此。到20世纪70年代末，他已成为精神病学神经科学家的**偶像**式楷模，激励了新一代年轻的研究型精神病学家将脑科学纳入自己的职业生涯。

精神病学家史蒂文·海曼（美国国家精神卫生研究所前所长、哈佛大学前教务长）和埃里克·内斯特勒（西奈山医学院神经科学系主任）都是坎德尔的学生。1993年，他们出版了一部名为《精神病学的分子基础》的重要著作，这本书彻底改变了精神病学家对自己所在领域的看法。受到坎德尔过去30年所做的开创性研究的启发，海曼和内斯特勒的书描述了如何将基础神经科学方法应用于精神疾病研究。

肯·戴维斯（西奈山医疗中心首席执行官兼主任）是早期另一位受坎德尔影响的神经学家兼精神病学家。戴维斯基于阿尔茨海默病发病机制的胆碱能学说开发了治疗方法，进而直接催生了安理申、利忆灵等目前最流行的阿尔茨海默病药物。汤姆·英瑟尔（现任美国国家精神卫生研究所所长）因坎德尔富于远见的研究，中途决定将研究方向从临床精神病学转向基础神经科学。

222 随后的一代神经精神病学家进一步揭晓了大脑神秘的工作机

制。接受过分子生物学和生物物理学训练的斯坦福大学精神病学家卡尔·戴塞罗思设计了颠覆性的创新技术（光遗传学和 CLARITY 成像技术[1]）来阐明大脑的结构和功能，这项技术为他赢得了广泛的赞誉。从各个方面来说，他都是坎德尔的衣钵传人——一位继续接待患者的、熟悉临床工作的精神科医生，一位世界级的神经学家——以及最有望获得诺贝尔奖的下一位精神病学家。

坎德尔追寻记忆的漫长又孤独的旅程最终赢得了广泛的赞誉。1983 年，他荣获拉斯克基础科学奖。1988 年，他被授予美国国家 223
科学奖章。2000 年，他获得了研究者无不渴望的最高荣誉——诺贝尔生理学或医学奖。如今，年轻的精神科医生将研究大脑视为理所当然。医学博士兼哲学博士——既是医生又是科学家的研究者——在精神病学领域和在其他医学学科中一样常见。尽管坎德尔只是第二位获得诺贝尔奖的精神病学家（第一位是朱利叶斯·瓦格纳-尧雷格，因疟疾疗法获奖，而莫尼兹是一位神经学家），但在他先锋式的职业生涯之后，我认为我们无须等待太久，就能看到第三位精神病学家摘此桂冠。

改革谈话疗法

生物精神病学、神经影像学和神经科学方面的重大突破为生物

1 光遗传学结合光学技术和遗传学技术，通过引入光敏蛋白来实现对单个细胞行为的精密控制。CLARITY 成像技术通过使用一种水凝胶替换大脑中的脂类，提供完整的神经网络三维图像。

精神病学提供了助力，并引发了一场大脑革命，与此同时，心理动力学精神病学与之并驾齐驱，也在稳步发展中。20世纪60年代，现在仍是精神病学主要治疗方式的谈话疗法首次取得了经科学验证的进展。

自从弗洛伊德在20世纪初为心理治疗制定了基本规则，精神分析一直在谈话疗法中独占鳌头。几代人以来，公众常把看精神病医生与躺在沙发或舒适的椅子上，在一小时的会话期间分享生活中神经质的琐事联系在一起，这种场景经常在伍迪·艾伦早期的电影中出现。弗洛伊德派的不允许质疑的治疗规则要求医生保持淡漠、客观，禁止医生表达情感、共情。直到20世纪90年代，精神科医生受到的训练仍然是要保持冷漠，用自己的提问去回避患者的问题。办公室里不许摆放家庭照片、文凭等任何个人物品，以维持无懈可击的匿名幻象。

224 最后，一位感到幻灭的精神分析师挑起了变革，改变了这种僵化的谈话疗法模式。许多对精神分析最具颠覆性的挑战都是由曾经的弗洛伊德信徒发起的。前精神分析师罗伯特·斯皮策于20世纪70年代将神经症从精神疾病诊断中除名；前精神分析师内森·克莱因于20世纪60年代开创了新的精神药理疗法。就像马丁·路德在教堂门口张贴《九十五条论纲》一样，精神分析师蒂姆·贝克提出，存在另一种通过心理治疗而非精神分析的疗法，这一刻他也在专业上犯了异端之罪。

亚伦·“蒂姆”·贝克于1921年在罗得岛出生，父母是俄国犹太移民。从耶鲁大学医学院毕业后，贝克成了一名接受当时主流理论的精神科医生。1958 年，他写信给同事说，“我的结论是，有一个概念体系特别适合医学生和未来的医生：精神分析”。

贝克坚信精神分析理论代表了正确看待精神疾病的方式，所以他决心向怀疑派证明，科学研究可以测试并验证精神分析理论。1959 年，他决定做一项实验，验证关于抑郁症的一种叫作“内转敌意”的精神分析理论。该理论认为，抑郁症患者实际上是对他人愤怒，但无意识地将这种愤怒转向了自己。比如说，想象一下你的另一半离开了你，找了一个更有魅力的人；内转敌意意味着，与其表达对前任的愤怒，你会说他一点儿错都没犯，但你会对自己感到愤怒，因为是你把他逼走了，你的愤怒会（以某种方式）表现为悲伤和麻痹。

内转敌意的一项理论预测，抑郁症患者在失败后会自我感觉更 225
好，而在成功后会自我感觉更糟。这种令人费解的逻辑基于：抑郁症患者对自己感到愤怒（“内转敌意”），她不配成功，会想惩罚自己，因此在敌意对象（她自己）任务失败时会感到满足。贝克操纵了一项卡片分类测试，以便控制受试者成功与否，随后再测量受试者的自尊心。令人惊讶的是，实验结果与贝克的预期完全相反：当抑郁症患者在操纵下成功分类卡片时，他们感觉好多了；但被迫面对失败时，他们感觉更糟。“之后，我开始怀疑整个理论都是错误的。”贝克告诉我。

弗洛伊德理论的束缚松动后，贝克开始仔细观察抑郁症患者认知方面的确切特性。“精神分析理论坚持认为，抑郁的人因为有内转敌意，所以应该会在梦中表现出过多的敌意。但分析患者的梦境时你会发现，实际上他们的敌意要比普通人的**少**。”贝克解释道。相反，贝克注意到，抑郁症患者经历了一连串仿佛自发涌现的扭曲思想。这些贝克所称的“自动思维”与愤怒无关，而是反映了“关于自己和所处世界的不合逻辑的想法”。一位迷人又成功的中年女性可能会无情地将自己描述为无用之人。贝克认为，这种消极态度让她持续心烦意乱、闷闷不乐，最终导致她患上抑郁症。这彻底改变了抑郁症的精神病学概念——贝克认为，抑郁症是一种**认知**障碍，而非**愤怒**障碍。

226 如果弗洛伊德还活着，重新定义抑郁症的本质已经足以让贝克被逐出师门，但贝克接着又有了另一个异端的发现：当他不再试图让患者理解他们潜在的神经症冲突，而是使用谈话疗法帮助患者**纠正**不合逻辑的想法，并**改变**患者自我挫败的观念时，患者变得更快乐，做事更富有成效了。更令人惊讶的是，这些心理上的改善要比采用精神分析的情况时快得多，不需要数月甚至数年，往往几周就已足矣。

我问贝克第一次看到自己的新方法迅速生效时感觉如何。“我的患者接受了 10 到 12 次疗程，就会说：‘太棒了，你帮了我很多，谢谢，接下来我准备自己处理这个问题了，再见！’我的患者渐渐清零了，因为人人都迅速得到了帮助。系主任见患者都走光了，于是告诉我：‘你私人执业不成功，不妨试试别的事情吧。’”

贝克没有听从主任的建议，而是将他的方法确定为一种前所未有的心理疗法，用以帮助患者意识到自己扭曲的想法，并教他们如何质疑这些想法。贝克称这种方法为“认知行为疗法”，即 CBT （cognitive-behavioral therapy）。下面这段对话摘自《成人注意力缺陷多动症的认知行为疗法》，对话双方分别是一名当代认知行为疗法治疗师（T）和一名注意力缺陷多动障碍患者（P）。该患者不敢报名心肺复苏课，虽然这是工作需要，但他担心自己的病症会让自己失常。

T：你对心肺复苏课有什么想法？

P：我以前上过心肺复苏课，到最后很难集中注意力。我会担心自己可能犯错误，特别是小组协作的时候。 227

T：你能详细描述一下你的担忧吗？是什么让你有这种感觉？

P：大家未来都是同事，我会跟他们一起工作和交流。我会担心在他们面前搞砸了。

T：那会有什么后果呢？

P：我们就得从头开始，而这一切都因为我，我会耽误全班的进度。

T：你记得在生活中实际经历过你所描述的担忧吗？比如在其他人面前犯错误，或者耽误整个团队，这种事真的发生过吗？

P：我不知道。这种情况不常发生。我通常能避免窘况。有一次，在心肺复苏课上，我在团队练习中犯了一个错误。我当时很累，走神了。

T：当意识到自己犯错时，你有什么想法？

P：“我怎么了？为什么我就是做不对？”

T：好。所以你以前经历过类似的情形，你担心在这次时间更长的心肺复苏课中重蹈覆辙。承认自己犯了错并不是一种扭曲的想法。在这种情况下，你的想法是准确的——你的确犯了错。然而，你得出的结论听起来似乎是扭曲的，你觉得自己有问题。你们不得不从头开始心肺复苏流程时，你的队友有什么反应？

P：没有人笑，但我能从脸色看出来，他们有些沮丧，对我有些恼火。

T：你从他们脸上看到了什么表情，让你觉得他们恼火了？

228 P：有一名女士翻白眼了。

T：你认为这名女士在课程结束后的多长时间里还会回想起你的错误？你认为她回家后会不会告诉家人，“你们肯定不信今天心肺复苏课上发生了什么。有个家伙在我们最后一次测试中犯了个错误”？

P：（笑）不会。她可能不会多想这件事。

请注意治疗师如何仔细聆听患者的每一句话，并立即对每句断言做出回应。在这次交流中，治疗师说的话比患者还多——这在精神分析中是大忌。弗洛伊德教导精神科医生要保持冷漠、疏离，但这一次，治疗师积极参与，热心地提供帮助，甚至还在互动中加入了一些幽默。然而，贝克的 CBT 与传统的精神分析之间有更深层次的差异。

精神分析试图挖掘深埋在无意识中的冲动，而贝克关心的是一个人意识中不断循环的思想。精神分析试图揭示令人困扰的情绪背后的动机，贝克则审视个人情感的直接体验。精神分析是悲观的，主张神经症冲突是在社交世界中生存的代价，贝克则持乐观态度，认为只要患者愿意努力解决问题，他们就可以彻底消除神经症倾向。

CBT 提振了业界信心，解放了思想。精神分析限制治疗师的行为，没有明确定义，呈开放式，可持续数年；相比之下，CBT 为治疗师制定了一套定义明确的指导方针，疗程数量有限，有具体目
标。比较 CBT、安慰剂以及不同形式的精神分析对抑郁症疗效的对 229
照实验很快验证了 CBT 的疗效，CBT 由此成为首款“循证心理疗法”——一种经盲法试验显示有效的谈话疗法。此后，大量研究表明，CBT 可有效治疗焦虑障碍、强迫症和注意力缺陷多动障碍等多种精神障碍。

CBT 的意外成功表明有比传统精神分析更快速、更有效的疗法，为其他新型循证心理疗法打开了大门。20 世纪 70 年代，耶鲁大学的两位教职人员创立了“人际心理疗法”，这是一种面向抑郁症患者的谈话疗法，鼓励患者重新掌控自己的情绪和生活。20 世纪 80 年代末，一位患有边缘型人格障碍的心理学家创造了一种有高度针对性的辩证行为疗法，用以治疗这类障碍的患者。1991 年，两位心理学家引入了动机访谈——一种治疗成瘾的心理疗法。

蒂姆·贝克打破了精神分析的严格规定，通过科学实验探索了神经症性抑郁的本质，成功创造出一种独特的心理疗法，由此改善了数百万名患者的生活。他身体力行地证明严谨的科学不是生物精神科医生的专属领域，心理动力学精神科医生也可以在此大显身手。

太多基因，太少基因

到了 20 世纪 80 年代中期，更有效的心理疗法、精神药物和脑成像技术在精神病学领域百花齐放，与此同时，神经科学领域迅
230 速壮大。越来越多的精神科医生普遍认同，精神疾病患者的大脑出了问题，特别是那些以前需要住院治疗的严重患者，包括精神分裂症、躁郁症、自闭症和抑郁症患者等。但如果精神疾病患者的大脑有问题，那么问题是从哪里来的呢？是天生的吗？还是由个人生活经历所致？答案可能出乎你的意料。

精神疾病与遗传的关系并未引起弗洛伊德派或社会精神病学派的兴趣（前者强调童年经历的作用，后者强调家庭和文化环境的作用）。但在 20 世纪 60 年代初，一位名叫西摩·凯蒂的医生兼科学家决定接续德国精神病学家弗朗茨·卡尔曼的工作，研究精神疾病的遗传基础。几个世纪以来，人们一直知道精神疾病有家族聚集性——但有许多在家族中世代相传的事物并不具备遗传性，如贫富、信仰和餐桌礼仪，它们来自一个共同的环境。凯蒂尝试回答的第一个问题似乎相当直截了当：精神分裂症主要是由基因还是环境引起的？

借助丹麦的健康登记信息，凯蒂发现丹麦人口中精神分裂症的患病率约为 1%，而至少有一名精神分裂症家庭成员的人群的患病率为 10%。他的数据还显示，如果父母双方都患有精神分裂症，那么子女患精神分裂症的概率为 50%。如果你的**同卵**双胞胎患有精神分裂症，

那么你有 50% 的概率患病；但如果你的**异卵**双胞胎患有精神分裂症，那么你的患病概率仅为 10%。因此，似乎你与精神分裂症患者共有的基因越多，你患病的概率就越大——不过这种相关性显然不够完美。毕竟，同卵双胞胎的基因 100% 相同，所以如果其中一胎有“精神分 231
裂症基因”，那么另一胎应该也有。

许多批评人士援引该事实，认为凯蒂的发现强有力地证明了精神分裂症主要是因为环境因素，至少有一名精神分裂症成员的家庭中精神分裂症发病率较高，是由不健康的家庭环境而非基因所致。为了解决精神分裂症遗传基础的问题，凯蒂启动了一项新研究。他找了一些出生即被收养的个体，并调查了领养亲属与血缘亲属中精神分裂症的发病率。他发现，血缘亲属中精神分裂症的发病率更高，但在领养家庭中并没有这种情况。他还发现，由患有精神分裂症的母亲生下但在领养家庭中抚养的儿童，其精神分裂症的发病率与由患有精神分裂症的血缘母亲抚养的儿童相同。这些发现表明，精神分裂症至少部分程度上是由个体的遗传基因决定的，而不仅仅是由“双重束缚母亲”或贫困等环境因素所致。

关于其他精神障碍的类似研究接踵而至，它们表明自闭症、精神分裂症和躁郁症遗传性最高，而恐惧症、进食障碍和人格障碍则遗传性最低。

尽管凯蒂等人的流行病学研究似乎证明易患精神疾病的倾向可能有遗传性，但是这些发现带来了一些神秘的遗传难题。首先，即使是同卵双胞胎——拥有相同基因组的个体——也并非总是患上相同的精神疾病。更让人犯难的是，有时精神分裂症会跳过整整几代人，然后又在家谱中重新出现。有时，精神分裂症甚至会出现在没有任何精神分裂症家族史的个体身上。上述情况也适用于抑郁症和躁郁症。

232 还有一个谜是，与没有精神病的人相比，精神分裂症或自闭症患者谈恋爱、结婚生子的概率较低，然而二者在人群中的发病率仍然相对恒定，或随着时间推移而上升。20 世纪 80 年代，随着遗传学在生物医学研究中逐渐崭露头角，精神科医生们开始相信，一旦科学家们找到梦寐以求之物——“精神疾病基因”，即导致特定精神疾病的特定基因（或特定基因突变），这些奇怪的遗传模式问题将会迎刃而解。

精神科医生开始在旧秩阿米什人[1]及斯堪的纳维亚、冰岛和南非土著居民等独特、孤立的人群中寻找精神疾病基因，如同淘金热时期的矿工前往克朗代克金矿区一样兴致勃勃。首份关于精神疾病基因的报告于 1988 年由遗传学家休·格林领导的英国科研小组发表。格林的团队报告称，他们已经在第 5 号染色体上“找到了精神分裂症遗传基础的首个具体证据”。但格林的基因后来被证实是“愚人金”[2]：其他科学家无法用其他精神分裂症患者的 DNA 复刻他的发现。在精神病学基因研究中，这种命运的逆转一再发生，令人沮丧。

到了 20 世纪 90 年代，研究人员已成功找到了导致囊性纤维

---

1 美国的旧秩阿米什人是德裔瑞士移民后裔，有严密的宗教组织，过着与世隔绝的生活，内部通婚。

2 愚人金，黄铁矿的别名，分布广泛，外观与黄金颇相似。

化、亨廷顿病和雷特综合征等疾病的特定基因，但精神病学研究人员无法找到与任何精神疾病相关的特定基因。精神科医生开始体会到一种不安的似曾相识之感：一个多世纪前，生物精神科医生们无法通过当时的前沿技术（显微镜）找到任何精神疾病的解剖学基础，尽管他们确信它必定存在于某处。现在，这一故事似乎又在基因研究中重演。

但是，2003 年发生了两个颠覆性事件。首先，人类基因组计 233
划完成，成功绘制了人类 DNA 中编码的全部基因。紧随其后，令人惊叹的新基因技术代表性寡核苷酸微阵列分析（ROMA）问世。发明 ROMA 之前，分子遗传学家通过确定给定基因中核苷酸的序列来分析基因，以查看核苷酸是否缺失或错位（称为单核苷酸多态，缩写为 SNPs）。相比之下，ROMA 可以一次性扫描人体全部基因组，并列出指定基因的拷贝数，以此判断个体该基因的拷贝数是否过多或过少。

迈克尔·维格勒是冷泉港实验室的一位生物学家，他发明 ROMA 的目的是开展癌症研究，但他迅速意识到 ROMA 对理解精神疾病的影响。在遗传学家乔纳森·塞巴特的帮助下，维格勒开始应用 ROMA 分析自闭症、精神分裂症和躁郁症患者的 DNA。在 ROMA 问世之前，精神病遗传学家提出的问题是：“哪些具体基因会导致精神疾病？”但 ROMA 重构了该问题：“正常基因的拷贝数过多（或过少）是否会导致精神疾病？”

利用 ROMA，维格勒和塞巴特得以检查精神疾病患者 DNA 中的大量基因，并将其与健康个体的基因进行比较。他们重点研究了指导合成对健康大脑功能至关重要的蛋白质的基因，比如指导合成构成部分神经递质受体的蛋白质的基因。他们的研究几乎立刻得到了回报。他们发现，精神疾病患者 DNA 中与大脑相关的正常基因和健康个体的相同，但患者的基因**拷贝数多于**健康个体。维格勒发
234 现了基因组的金发姑娘现象[1]：要想拥有健康的大脑，你不仅需要正确类型的基因，你还需要“刚刚好”的基因拷贝数——既不多，也不少。

维格勒的新方法还揭示了其他惊人的见解。虽然自闭症、精神分裂症和躁郁症患者 DNA 中的大多数基因突变都对应每种疾病，但有一些基因突变是两种或多种疾病所共有的，这意味着一些看似明显不同的精神疾病实际上有共同的遗传因素。ROMA 研究还给出了精神疾病在家族中偶发的可能解释，比如它如何跳过整整几代人，为什么有时只出现在同卵双胞胎的一胎身上：虽然一个与脑相关的特定基因可能会传给后代（或出现在双胞胎双方的 DNA 中），但这种基因的拷贝数也许有所不同。有时，一个基因的副本会在精子或卵子的 DNA 中自发出现或被删除。尽管双胞胎共享 100% 相同**类型**的基因，但他们的基因**拷贝数**并非完全相同。

维格勒的研究结果还为年龄较大的男女为什么更有可能生育患

1 金发姑娘是童话故事《金发姑娘与三只熊》（*Goldilocks and the Three Bears*）中的主角 Goldilock。故事中，金发姑娘在三只熊家里看到桌上有三碗粥，她不喝热的那碗，不喝冷的那碗，而只挑不冷不热的那碗喝。这个典故常被用来表达恰到好处的意思。

有自闭症或唐氏综合征等精神疾病的子女提供了一种可能的解释。大龄男女的性配子——卵子和精子——分裂和复制的时间比年轻人的长，因为基因复制错误以固定的速率发生并随时间累积，而且发生概率要高于产生全新基因的突变，所以他们的子女的 DNA 中基因拷贝数更有可能多余或不足。

经过 21 世纪前十年的发展，在脑成像、神经科学和遗传学等新兴技术以及药物和心理治疗的进步的推动下，一度停滞不前的精神病学显示出一门专业正在经历智识复兴的所有迹象。

新型精神病学

2005 年我第一次见到珍时，医生们无法准确判断她的问题 235
所在。珍是一名 26 岁的女性，出生在一个富裕家庭，从小成长环境优渥。她曾就读于曼哈顿上城区一家私立高中，后来进入了马萨诸塞州一所著名文科院校。大学期间，她的行为开始出现问题。

大二时，她变得猜疑、戒备，不再与朋友社交。她的情绪出现了剧烈波动。她头一天还友好而愉快，第二天就变得刻薄且易怒，对轻微的挑衅回以大肆谩骂。最终，她的敌意和反复无常过于具有破坏性，以至学校恳请她的父母送她去看精神科医生。他们照办了，将珍送到了东北部一家顶尖的精神病院。但珍出院后没有如约进行病后调养，也没有按处方服药。她一再复发，因此多次住院，随着每次复发，病情每况愈下。更令人气馁的是，每次入院，医生似乎都会给她下一个不同的诊断，其中包括精神分裂症、分裂情感性障碍和躁郁症。

一次，珍认为母亲试图阻止她见男友，于是对母亲动粗。随后珍被带到哥伦比亚大学医学中心，我被请去给她咨询。我对珍做评估时，她看起来衣衫不整，思维杂乱无章。她已经退学五年了，一直失业在家。她一再表示，她确信她的朋友想抢走她的男友，还向
236 我解释说，如果她和男友想要在一起，他们需要立即逃到新墨西哥州。

与珍的家人交谈后，我了解到，实际上她爱慕的对象对她毫无兴趣。而且这个年轻人曾致电珍的母亲，抱怨珍骚扰他，还威胁他真正的女友。珍的母亲尝试向她解释这些事实时，珍怒不可遏，将母亲推倒在地，导致母亲眼下正在住院。

在我们对话的过程中，珍显得漫不经心，这通常是精神分裂症的迹象——但这种行为也与其他病症有关。她的错误想法不是系统性的妄想，只是反映了她对自己与他人关系的不切实际的评估。她表现出了丰富但往往强烈而混乱的情感，而精神分裂症更典型的症状是情感有限且平淡。

尽管珍入院时的诊断是精神分裂症，但临床直觉告诉我，她可能有别的问题。不过直觉需要证据的支持，所以我开始进一步收集数据。我向珍的父母询问了珍早期的医疗史，没有什么特别的信息，除了一件事情。珍的母亲说珍是臀位分娩[1]的早产儿。仅此一

1 臀位分娩，指分娩时胎儿的臀部（或脚）先出来。

点并不能解释她的古怪行为，但臀位分娩等怀孕、分娩过程中的创伤会增加神经发育问题的发病率。分娩中的创伤可能会引发婴儿大脑的并发症，包括缺氧、压迫或出血。此外，由于她和她的母亲之间的血型 Rh 不相容[1]，她出生时就贫血，需要立即输血。因此，她的 Apgar 评分（儿科医生对新生儿总体身体状况做出的概括性评 237
分）低，这表明分娩不顺，珍在新生儿重症监护病房待了一周才去了自己的家。

我还问了珍关于生活和活动的问题。她回答得机械而简短，似乎被我的问题弄糊涂了。她还表现出注意力不集中、记忆力较差的问题。这些认知障碍与精神分裂症患者的情况不同，精神分裂症患者看起来并不困惑或健忘，而是心不在焉，他们更关注想象中的刺激。我开始怀疑珍的反复无常和古怪行为可能是由环境而非基因引起的。

我问了她饮酒和使用毒品的情况。最后，她承认从 14 岁起就开始吸食大麻，16 岁开始吸食可卡因，大学期间几乎每天吸食这两样东西。一种假设开始在我脑海中形成。我怀疑她的产伤导致了某种轻微的脑损伤，引发了神经认知缺陷，她在青春期大量使用毒品，认知缺陷进一步加剧，这些准精神病行为由此产生。支持该诊断猜想的证据之一是，先前给她开的抗精神病药物对她的病情没有太大效果。

我给她开了一些检查，以进一步检验我的假设。神经心理测

1　Rh 不相容，孕妇血型为 Rh 阴性，而胎儿血型为 Rh 阳性。

验结果显示，她的语言分数和表现分数差异显著。精神分裂症患者的语言和表现分数趋于相似，即使总体得分低于平均水平。一般认为，表现分数比语言分数对大脑功能障碍更敏感，而珍的表现分数明显低于语言分数，这表明她有某种获得性认知障碍。MRI 检查显示侧脑室和蛛网膜下腔呈明显**不对称**扩张，这种不对称通常与创伤或血管事件（如中风）而非精神疾病相关（精神分裂症患者的脑室扩张是对称的）。协助我的社工利用她父母提供的信息制作了珍的详细家族谱系图。谱系图显示无精神病家族史。她的血缘亲属中唯一相关的情况是：有一些兄弟姐妹和表亲有物质滥用行为。

238

我现在对我的诊断很有把握，她的病理状况是由发育损伤和药物诱发的毒性反应引起的。她之前被诊断为精神分裂症、分裂情感性障碍和躁郁症，这些都是合理的猜测，因为其实她患的是“拟表型”精神疾病，这意味着她表现出类似 DSM 所定义的疾病的症状，但没有实际患病。

如果珍是在三十年前我刚接受医科训练的时候被送进精神病院，她很可能会长期住院，而且医院几乎一定会让她服用强效抗精神病药物，这些药物会使她无法行动。或者，她可能会接受数月甚至长达数年的精神分析疗法，去探索她的童年，尤其是她与母亲的紧张关系。

但在当今的精神病学世界，珍迅速出院，她接受了药物滥用强化治疗和康复性认知与社交治疗，同时服用了低剂量的药物，以帮她在治疗过程中稳定情绪。她的生活质量逐渐提高，如今她专注、投入，还对我帮助她逆转人生表示感激。虽然她并未独立生活，职

业上不成功，也没有结婚生子，但她如今在做兼职，与母亲和平共 239
处，并建立了稳定的社交关系。

珍的温和康复——越来越多的成功故事之一——展示了临床精神病学如何随着大脑革命和过去几十年间的大量科学进步而改变。但在精神病学史册上还有一项终极突破，它塑造了我这个行业的现代面貌——这项突破可能是最受忽视、最被低估的一大发现。

第八章　士兵之心：创伤的谜团

我们不希望任何该死的精神科医生让我们的大兵生病。

——约翰·史密斯[1]将军，1944年

军事精神病学之于精神病学，正如军事音乐之于音乐。

——哈伊姆·沙坦博士

空调焦虑

240 1972年，我住在哥伦比亚特区杜邦环岛附近一栋破旧的褐沙石房屋里，当时那里是一个简陋的社区。一天早上，在正准备去乔治·华盛顿大学上解剖课时，我听到公寓门外重重的敲门声。我打开门，看到两名年轻男子用黑眼睛直勾勾地盯着我。我立刻认出他们是常在街上闲逛的社区混混。

1 约翰·史密斯（John Smith），美国海军陆战队王牌飞行员，在二战中带领中队摧毁83架敌机。1943年获美国荣誉勋章。

他们不发一言，把我推回了公寓。高个子用一把黑色大手枪指着我，咆哮道："把钱都交出来！"我的大脑像计算机遇到无法打开的大文件一样死机了。

"嘿！我说，**你该死的钱在哪里**？"他喊道，把枪口抵在我的额头上。

"我什么都没有。"我结结巴巴地说。错误的回答。矮个子朝我脸上打了一拳。高个子用枪砸了我的脑袋一侧。他们把我推到卧室里，强迫我坐在椅子上。矮个子开始翻我的口袋，高个子在房间里 241
踱来踱去，拽出抽屉，还在壁橱里乱翻。几分钟的搜寻后，他们沮丧地咒骂起来。除了电视、音响和我钱包里的三十美元，他们没找到任何有价值的东西……但他们没有检查梳妆台。

埋在一堆内衣下面的顶层抽屉里有一个珠宝盒，里面放着我祖父的百达翡丽手表。我无法想象失去它该怎么办。祖父在去世前把它送给了我，那是他送给长孙的礼物，也是我最珍贵的财产。

"你还有什么？我们知道你还有！"高个子挥着枪在我面前喊道。

然后，一件奇怪的事情发生了。我的惊恐突然消失了。我的大脑变得冷静而警觉，甚至是高度警觉。时间似乎放慢了。清晰的想法在脑海中形成，就像来自空中交通管制的有序命令一样："服从，顺从。你要采取必要的行动，避免被枪击。"不知何故，我相信只要保持冷静，我就能活着逃脱——也许还能带上珠宝盒。

"我什么都没有，"我平静地说，"你想要什么尽管拿走，但我只是个学生，我什么都没有。"

"你室友呢？"入侵者啐了一口唾沫，指了指另一间卧室。我室友是一名法学生，当时正在上课。

“我想他也没什么东西……但你都拿走吧……任何你想要的东西。”高个子疑惑地看着我，用枪敲了敲我的肩膀，仿佛在思考。两个暴徒对视了一眼，其中一个突然一把拽下我脖子上的细金链子，扛起电视、音响和收音机，悠闲地走出前门。

那时，入室抢劫是我一生中最可怕的经历。你可能以为我吓坏
242 了，晚上会做噩梦，或者过度担忧个人安全。出乎意料的是，没有。向哥伦比亚特区警方提交了一份无用的报告后，我买了新的电器，生活一切如常。我没有搬到新的社区。我没有做噩梦。我没有反复回忆入室抢劫的事情。如果突然有人敲门，我会跳起来去开门。老实说，抢劫的细节我现在已经记不清了，肯定没有那一年我看的《海神号遇险记》记得清楚，那部电影的剧情很有悬念，但整体十分普通。尽管我记得那把枪是一把黑色大手枪，但它很可能其实是一把小型金属左轮手枪。对年轻的我来说，整个经历最后变得有点儿刺激，那是我的一次勇敢冒险。

然而，12 年后发生的另一起戏剧性事件则引发了截然不同的反应。那时我和妻子还有 3 岁的儿子住在曼哈顿一座高层公寓的 15 楼。当时是 10 月初，我需要把儿子卧室窗户上沉重的空调机拆下来，把它收起来，以防寒冻。

支架被螺栓固定在墙上，支撑着空调机。我把压在机器顶部的窗户打开，方便我把它从窗沿上抬起来——真是大错特错。我抬起窗户的瞬间，沉重的空调机把支架从外墙上撕裂开来。

离地 15 层的空调机开始从楼上朝着通常繁忙的人行道坠落。

这台机器如电影慢动作般从空中坠落。我的人生在眼前一闪而过。我梦想在精神病学上有所建树，计划着养家糊口，一切都随着这颗机械流星坠向地面。我除了无用地尖叫“当心！”，什么都做不了。

“天哪！”门卫惊叫着拼命跳开。空调机奇迹般地砸到了人行道 243
上，没砸到人。街道两侧的行人齐刷刷扭头往发出撞击声的方向看去，万幸的是，没有人受伤。

我再次躲过一劫——但这次我吓得魂飞魄散。我止不住地回想自己有多蠢，我差点毁了自己的人生。我毫无胃口，睡不好；好不容易睡着了，栩栩如生的梦又缠着我，让我痛苦地重温空调机致命的坠落。白天，我反复回顾这场意外，像循环视频一样一遍又一遍地在脑海中播放，那极其生动的画面每次都让我胆战心惊。我不敢靠近窗户，光是看到它都会让我不安。

几十年过去了，时至今日，我仍然可以本能地回忆起那时的恐惧和无助。事实上，就在我坐下来写这起意外的时候，一则利宝互助保险公司的广告出现在电视上。悠扬的歌曲《只是凡人》响起，保罗·吉亚玛提以悦耳的声音讲述着芸芸众生的脆弱，一个人不小心让空调机从窗台上掉了下去，砸到了邻居的车上。这则广告无害而风趣，但当我看的时候，恐惧的记忆让我瑟瑟发抖。一刹那，我又被带回到那个可怕的瞬间，眼睁睁看着我的人生从15 楼往下坠落……

这些都是最不同寻常、最有争议的精神疾病之一——创伤后应激障碍（PTSD）的典型症状。PTSD 与几乎其他所有精神疾病最大的区别在于，它的源头清晰且明确：PTSD 是由创伤性经历引起的。
最新版 DSM 中有 265 种诊断，除了物质滥用障碍和 PTSD，剩下所
244 有诊断的定义都没有指明成因。尽管药物成瘾显然是由环境影响引
起的（反复使用化学物质会诱发神经变化），但 PTSD 是对经验事件
的心理反应的结果，这个事件对个人的精神状态和行为产生了持久
的影响。在事件发生前，个体精神健康。事发后，他们受到了心理
创伤。

是什么让创伤性事件产生如此强烈、持久的影响？为什么有些人会经历创伤，而其他人则不会？我们如何解释它看似神秘莫测的出现？毕竟，空调机掉落引发了 PTSD 样效应，而暴力的入室抢劫却没有，这着实有些反直觉。在后者中，我被打了，我的确面临着生命危险；在空调坠落事件中，我全然没有受伤风险。是不是有某个关键因素决定了我的大脑如何处理每个创伤事件？

PTSD 的独特性质和奇特历史让它成了最引人探究的精神障碍之一。PTSD 的故事浓缩了迄今为止我们对精神病学动荡的过去所了解的一切：诊断的历史，治疗的历史，关于大脑的发现，精神分析的影响和失宠，以及社会对精神科医生的态度经历了从公开嘲讽到勉强尊重的漫长演变。PTSD 还代表了精神病学首次对精神障碍在大脑中形成的方式有了合理的理解，即使我们的理解尚不完整。

PTSD 迟来的解谜始于一个对精神病学实践极为不友好，但极易产生 PTSD 的环境：战场。

我们没空和那些家伙闹着玩

1862年，代理外科助理医生雅各布·门德斯·达科斯塔正在 245
全美最大的军事医院之一费城特纳小巷医院中治疗联邦士兵。他从未见过如此惨烈的残杀景象：炮火将四肢炸飞，刺刀留下敞开的伤口。在逐步处理半岛战役中的伤员时，除了观察到明显的伤势，达科斯塔注意到许多士兵似乎表现出异常的心脏问题，特别是“快速、持续性心动过速”——心跳加快的医学术语。

例如，达科斯塔报告说，纽约第140志愿兵团的21岁士兵威廉·C.在腹泻3个月后寻求治疗，“威廉心悸、心脏区域疼痛和夜间呼吸困难的症状引起了达科斯塔对他心脏的关注”。到战争结束时，达科斯塔为总计400多名士兵看诊，他们表现出同样奇怪且异常的心脏问题，其中许多士兵甚至没有在战场上受过伤。达科斯塔将这种状况归因于“使用不当导致的心脏过度活跃”。他在美国卫生委员会于1867年发布的一份报告中如是写道，并将这种假定的综合征命名为“易怒且力竭的士兵之心”。达科斯塔建议，可以通过住院和降心率药物洋地黄制剂治疗**士兵之心**。

达科斯塔不认为他发现的情况与心理因素有任何关联，而且在内战期间，没有其他医生把士兵心脏与战争带来的心理压力联系
在一起。记录拒绝重返前线的士兵的官方材料中，最常见的标记是 246
“精神失常”、“乡愁”——思乡之情。

尽管内战十分血腥，但与第一次世界大战的机械化恐怖相比，

它还是相形见绌。重型火炮从几英里外掷下死亡的弹雨。机关枪在数秒内就能毁灭好几个排的兵。毒气烫伤皮肤，灼烧肺部。士兵之心的发病率急剧上涨，英国医生基于这些症状与炮弹爆炸之间的假定联系，为这种现象起了一个新名字：**弹震症**（shell shock）。

医生们观察到弹震症患者不仅表现出达科斯塔最早记录的心跳加快，还有“大量出汗、肌肉紧张、发抖、抽搐、恶心、呕吐、腹泻和不自主的排便与排尿”等症状——更不用说令人毛骨悚然的噩梦了。在本·谢泼德的名作《神经战争》一书中，英国医生威廉·里弗斯描述了从法国战场上救出的一位患有弹震症的中尉：

> 他出去寻找一名战友，却发现战友的身体被炸成了碎片，头和四肢、躯干分家了。从那时起，他夜间总是被残缺不全的已故战友的幻象所困扰。入睡后他会做噩梦，梦中，他的朋友有时像他在战场上看到的那样面目全非，有时更可怕，四肢和面孔像是被麻风病侵蚀过。梦中，残缺或患麻风病的战友会越走越近，直到病人突然惊醒，汗流浃背，极度恐惧。

弹震症的其他症状读起来就像一连串的神经功能紊乱：步态
247 奇异、麻痹、口吃、聋、哑、颤抖、癫痫样发作、幻觉、夜惊和抽搐。这些受创的士兵没有得到上级的同情。相反，患有弹震症的士兵被斥责为“胆小的懦夫”，扛不住战争的严酷。他们经常受到军官的惩罚——有时甚至因懦弱或逃跑而被处决。

第一次世界大战期间，军事医疗队里几乎没有精神科医生；军方领导不希望士兵接触与精神病学相关的精神脆弱和情绪脆弱。军事训练的目的就是要打造一种无懈可击的感觉，一种勇气和英雄主义的心理。没有什么比精神科医生所鼓励的情感探索和直抒胸臆，更加与这种精神磨砺背道而驰了。与此同时，弹震症也不容忽视：大约 10% 在第一次世界大战中服役的士兵出现了情感障碍。

关于“战时心理创伤”的首次描述出现在 1915 年《柳叶刀》杂志的一篇文章中，该文由两位剑桥大学教授，即心理学家查尔斯·迈尔斯和精神科医生威廉·里弗斯共同撰写。文章中，二人调整了弗洛伊德新提出的精神分析理论，将弹震症解释为：受压抑的童年记忆因战争创伤被释放出来，从而产生了侵扰意识层面的神经症冲突。为了驱除这些神经症记忆，里弗斯主张使用“治疗者的力量”（弗洛伊德称之为移情）引导患者对其经历形成更易接受的理解。

弗洛伊德本人曾作为专家证人，在奥地利医生被指控虐待精神受伤士兵的审判中做证，并得出结论：弹震症确实是一种疾病，与常见的神经症有所不同，但可以通过精神分析来治疗。很快，患有 248
弹震症的士兵也开始接受催眠、由衷鼓励等精神科医生的其他疗法，据说效果良好。不过，人们并未在战争创伤的性质和治疗上达成共识。

虽然第一次世界大战的恐怖前所未有，但不知为何，二战有过之而无不及。空中轰炸、大炮、火焰喷射器、手榴弹、令人产生幽闭恐惧的潜艇、凶残的地雷，还有对第一次世界大战所使用武器的可怖升级，这一切使士兵之心发作得愈发频繁，现在该症状被称为

战斗疲劳、战争神经症或战斗衰竭。

起初，军方认为战争神经症只会发生在懦夫和心理软弱之人身上，于是开始将他们认为性格有缺陷的新兵筛选出去；超过 100 万人因被认为容易患上战争神经症而被判定不适合参战。当精神性伤员占比为“精神健康”士兵的 10% 时，军方高层不得不改变观念。这些减员士兵包括曾经勇敢战斗的老兵。

大量士兵精神受创，迫使军方极不情愿地承认这一问题，并向刚刚在平民社会崭露头角的精神病医生寻求帮助。第一次世界大战开始时，军队里没有精神科医生。二战开始时，美国军队里的精神科医生很少：1939 年，军医团 1 000 名成员中只有 35 人是“神经精神科医生”，这是军方对精神科医生的称呼。（这个称呼具有误导性，因为几乎所有神经精神科医生都是精神分析师，他们对大脑的
249 神经结构几乎一无所知。）随着战争的进行，越来越多身体健全但有情感障碍的士兵从前线返回，军方意识到需要调整对精神病学的态度。

由于部队中神经精神科医生短缺，军方开始为非精神科医生提供精神病学强化培训。1943 年 10 月，军医署长陆军后勤保障部队办公室在一封题为《战区神经精神症的早期识别和治疗》的信函中批准了该培训项目。这可能是美国军队首次正式承认现役士兵的“精神健康”的重要性：“由于神经精神科医生短缺，现要求所有军医同时负责军队人员的精神和身体健康。”

战争初期，军医署长办公室设有两个部门：医学部和外科部。现在，由于军方施压要求增加战地精神科医生的数量，一个新部门

诞生了：神经精神科。新部门的第一任主任是威廉·门宁格，他将很快被委派制定《医学 203》，即 DSM-Ⅰ的直接前身；他也成了第一位获得准将军衔的精神科医生。1943 年，来自其他专业的 600 名医生接受了神经精神病学培训，军队还直接招募了 400 名神经精神科医生。到战争结束时，共有 2 400 名军医接受过神经精神病学培训或本来便是神经精神科医生。精神科医生的新身份——创伤医生应运而生。

门宁格制定的《医学 203》给出了“战斗衰竭”的详细诊断，但没有将该病症单独视作一项障碍，而是把它细分为多种可能源于战争压力的神经症，包括“癔症神经症”“焦虑神经症”“反应性抑郁神经症”。1945 年，国防部制作了一部时长 50 分钟的培训影片，帮助军医深入了解战斗衰竭的细微之处。尽管该影片明显采纳了精 250
神分析的视角，但它对这种病症的态度出奇地积极。它描绘了一群军医对战斗衰竭的真实性表示怀疑的场景。其中一人表示：“我们要处理真正受了重伤的士兵，没空和那些家伙闹着玩。”另一人说道：“那名士兵从一开始就不合格，所以才会崩溃成这样。”教练员耐心地解释，战斗衰竭甚至会影响最勇敢、最硬的汉子，还强调这种病症和弹片伤一样真实，一样令人衰弱。

这种观点对军方来说是一个巨大的转变。这在第一次世界大战中简直不可想象，那时欧洲和美国军方对精神病学一无所知，认为患弹震症的士兵有性格缺陷。即便如此，不论是在轴心国还是同盟国，很多将领仍然对战斗衰竭的概念嗤之以鼻，他们还是认为，士兵之心不过是懦弱而已。在西西里战役期间，乔治·巴顿将军在一家后送医院里探访伤员，当遇到一个眼神呆滞、不见明显伤口的士兵时，他问这个人出了什么问题。

“战斗衰竭。”士兵低声说。

巴顿朝他脸上掴了一巴掌，斥责他没骨气、装病。之后，他下了一道命令，任何声称因战斗衰竭而无法战斗的人都应受军事审判。值得赞扬的是，德怀特·D. 艾森豪威尔将军训斥了巴顿，并命令他向该士兵道歉。

事实证明，战斗衰竭是精神分析治疗似乎能起作用的、为数
251 不多的严重精神疾病之一。精神分析派神经精神科医生鼓励受创士兵承认并表达他们的感受，而不是像军事训练和阳刚自律所规定的那样将其压抑。他们观察到，公开谈论创伤的士兵通常战斗疲劳的症状较轻，康复较快。尽管这种治疗背后的精神分析式推理是可疑的——部队神经精神科医生自称揭示并缓解了隐藏的神经症冲突，但其效果是实实在在的，如今向受创士兵提供共情支持已成为标准做法。他们用弗洛伊德式方法治疗战斗衰竭大获成功，提振了部队神经精神科医生的自信，也激励了许多人在战后回归平民执业时，成为精神分析的热情拥趸，从而为弗洛伊德派征服美国精神病学提供了助力。

252 军方神经精神科医生还了解到，士兵忍受战斗的压力，更多地是为了与他们并肩作战的战友，而不是为了国家或自由，因此，如果受创士兵按照二战初期的标准做法被送回家休养，他们会因抛弃战友而感到内疚和羞愧，这无助于改善他们的精神状态，反而会使其恶化。于是，军方改变了做法。他们不再将精神创伤伤员送到军

队医院或送回美国，而是在靠近前线的野战医院治疗受创士兵，然后鼓励他们在可能的情况下归队。

精神病学在理解精神创伤方面取得的进展虽小但有意义，不过二战结束后，精神病学迅速对其失去了兴趣。战斗衰竭没有作为一项诊断被纳入 DSM-Ⅰ，取而代之的是一种广义而模糊的焦虑障碍“重大应激反应”，而后在 DSM-Ⅱ中被完全删除了。直到越南战争这场全国性噩梦的到来，精神病学才重新开始关注创伤的心理影响。

师出无名

越南战争是美国通过征兵制招募士兵的最后一场战争。与两次世界大战不同，东南亚的这场冲突非常不得民心。20 世纪 60 年代末，越战升级，政府进行了一次征兵抽签，以确定男性被派往地球另一边作战（且很可能牺牲）的顺序。我在大学的一个朋友是我们学校的风云人物——帅气、聪明、爱运动，还是班长，他应征入伍，担任中尉。几年后我才知道，他在抵达越南几个月后就阵亡了。

越战是美国军方与精神病学关系的又一重大转折点。历史重 253
演，这场新的战争居然比以往的大战更为恐怖——雨帘般的凝固汽油弹从天而降，烧毁了儿童的皮肤，自行车、糖果盒等熟悉的物品变成了简易爆炸装置，被俘的美国士兵惨遭多年酷刑折磨。为何越战造成的战斗衰竭病例比二战还要多？关于个中原因，有两种常见观点。

一种观点认为，最伟大的一代比参加越南战争的婴儿潮一代[1]更强大、更坚忍。他们在大萧条中成年，那时男孩们被教导要“咬紧牙关”，要“挺住”，要默默忍受情感上的痛苦。然而，我认为另一种观点更有道理。这种解释认为，先前几场战争的退伍军人确实承受了与越战退伍军人类似的心灵创伤，但当时社会还没有准备好承认这种症状。换句话说，二战中的退伍军人的精神伤害藏在了众目睽睽之下，压根没有被看见。

二战有充分的理由被视作国家的胜利。归来的士兵被赞扬为伟大的胜利者，美国人对他们的精神痛苦却视而不见，因为情感伤残与大众对无畏英雄的普遍观念不符。因为担心被贴上不爱国的标签，没有人愿意指出退伍军人回家后所经受的变化和问题。即便如此，在那个时代的流行文化中，你也仍然可以清晰地看到战斗创伤的迹象。

1947 年奥斯卡金像奖获奖影片《黄金时代》刻画了三名二战士兵退役后重新适应社会的挑战。三人都表现出了一定的 PTSD 症
254 状。弗雷德在失控攻击顾客后被解雇。哈尔无法与妻儿相处；从战场回来的第一天晚上，他想去酒吧喝酒，不愿回家与家人团聚。这种战争心理创伤还出现在鲜有人知的纪录片《上帝说要有光》中，该片由执导《非洲女王号》的著名导演约翰·休斯顿制作，由他的父亲沃尔特·休斯顿担任旁白。该片追踪了 75 名受创士兵回家后的情况。“军队的减员人员中有 20% 表现出精神神经症症状，”旁

1　婴儿潮一代，通常指 1950—1959 年出生的美国人。

白说，“他们有一种大难临头的感觉，以及绝望、恐惧和孤立感。”该片于 1946 年上映，但突然被军方以侵犯相关士兵的隐私为由封杀。实际上，军方担心该片可能对征兵产生消极影响。

越战中战斗创伤发病率更高的另一个原因是战争动机模糊不清。在二战中，美国在珍珠港遭到了先发制人的袭击，受到了一个一心想统治世界、实施种族灭绝的疯子的威胁。善恶分明，美国士兵为了打击目标明确的敌人而上战场。

相比之下，越共从未威胁过我们的国家或人民。他们是意识形态上的对手，不过是为自己的贫困小国倡导了一种不同于我们的政府体制。美国政府陈述的发起越战的原因模糊且变化不定。虽然南越人是我们的盟友，但他们与我们要杀害的北越人长着一样的面孔，说着一样的语言。在遥远、酷热又充满致命陷阱和复杂隧道的丛林中，美国士兵为一个抽象的政治原则而战，作战的敌人与我们的盟友往往难以区分。杀敌动机模糊似乎加剧了士兵的愧疚感。与
杀死入侵法国、实施种族灭绝的纳粹冲锋队战士相比，杀死一个唯 255
一罪过是亲共产主义的越南农民似乎更让人于心不安。

在哥伦比亚特区的纪念碑上，美国对待二战和越战的态度差异可见一斑。二战纪念碑让人联想到罗马的民用建筑，有一个喷泉和高贵的立柱，浮雕上描绘的是士兵宣誓、英勇战斗和埋葬死者的画面。越战纪念碑有两座。第一座是林瓔设计的黑色墙体，它代表了划破大地的伤口，上面刻着 58 209 名阵亡者的名字；在它对面立着一座更传统的青铜雕像，塑造的是三名越战军人。但与在硫磺
岛上插上美国国旗、充满爱国热情的标志性姿势不同，这三名越战 256

战士了无生气地以“千码[1]凝视”看着远方，这是战斗创伤的典型表现。（讽刺性的是，“千码凝视”这个说法源于1944年一幅名为《两千码凝视》的画作，这幅作品刻画了一名参加太平洋战争的美国海军陆战队员。）越南战争纪念碑并未庆祝英雄主义和民族主义，而是纪念战斗人员所承受的可怕的精神创伤，而那面墙则象征着这个国家精神上的伤亡。

尽管二战期间“战斗衰竭”的治疗取得了明显进展，但在越战达到高潮时，人们对心理创伤的理解仍然和“精神分裂症源性母亲”时代对精神分裂症的理解一样贫乏。虽然精神分析治疗似乎的确改善了许多受创士兵的病症，但还有很多士兵的病情似乎随着时间的推移加重了。回顾过去，有一点令人惊讶：在第一次世界大战和越战之间，军事医学取得了如此巨大的进步，而促进医学了解心理创伤的努力却少之又少。在第一次世界大战中，超过80%的战斗伤亡人员死去。在最近的伊拉克和阿富汗战争中，由于创伤手术和医学方面的显著进步，超过80%的战斗伤亡人员幸存了下来。PTSD由于被更多人承认却缺乏科学上的进步，已成为20世纪士兵的标志性创伤。

讨论会

当回到祖国时，迎接受创越战退伍军人的是带有敌意的公众，

1　1码约等于0.9米。

以及几乎完全不了解他们病情的医学界。这些被抛弃、被蔑视的老兵，为他们的事业找到了一个看似不太可能的捍卫者。

哈伊姆·沙坦是一位出生于波兰的精神分析师，1949 年移居 257
纽约后开始私人执业。沙坦是一位和平主义者，1967 年参加了一场反战集会，在那里遇到了耶鲁大学精神科医生罗伯特·杰伊·利夫顿，他和沙坦一样反对战争。二人发现他们还有一个共同点：都对战争的心理影响感兴趣。

利夫顿花了多年的时间思考广岛受害者所遭受的情感创伤的性质（最终在《广岛幸存者》一书中发表了其富于洞见的分析）。然后，20 世纪 60 年代末，他被介绍给一名亲历美莱村大屠杀的退伍军人。在那个事件中，美国士兵杀害了数百名手无寸铁的越南男性、妇女和儿童。通过这名退伍军人，利夫顿结识了一群越南退伍军人，他们经常聚在一起分享彼此的经历，并称这些会面为“讨论会”。

“这些人内心痛苦，又孤立无援，”利夫顿告诉我，“他们没有其他倾诉对象。退伍军人管理局提供的支持非常有限，而包括朋友和家人在内的平民百姓无法真正理解他们。唯一能感同身受的人就是其他退伍军人。”

大约在 1970 年，利夫顿邀请新朋友沙坦参加了纽约的一场退伍军人讨论会。第一次会议结束后，沙坦脸色苍白。这些退伍军人目睹或参与了难以想象的暴行——其中一些士兵被命令射杀妇女、儿童，甚至婴儿——他们以逼真的细节讲述了这些令人发指的事件。沙坦立即意识到，可以通过这些讨论会直接了解战斗创伤的心理影响。

“这是开发新的治疗范式的机会，”利夫顿告诉我，“那时，我们没有将退伍军人视为有临床诊断的临床患者群体，至少当时不是
258 这样。现场是一片社团式的、友好协作的氛围。退伍军人了解战争，而精神科医生对人类行为的原因有一些了解。起初存在一些不信任，但我们明确的反战态度为赢得他们的信任发挥了重要作用。”

沙坦逐渐认识到，作战经历给这些退伍军人带来了一系列一致的心理症状，他们的情况不符合精神分析理论提供的解释。尽管沙坦接受的是弗洛伊德学说的训练，该学说主张战斗神经症“揭示”了童年的负面经历，但他认为，诱发退伍军人做出反应的是创伤经历本身，而不是什么隐藏在过去的事情。

“我们逐渐认识到，在精神病学中，关于创伤的研究被严重忽视了，”利夫顿回忆道，“人们对于创伤没有实质性的理解。毕竟，那时精神科医生就德国向大屠杀幸存者支付赔偿金一事争论不休，因为他们认为，必须先有‘既存患病倾向’，这才是病因所在。”

通过这些无组织的、平等的、坚决反战的讨论会，沙坦精心建立起关于战争创伤的临床理念，他的观点与当时的主流观念截然不同。1972 年 5 月 6 日，沙坦在《纽约时报》上发表了一篇文章，首次公开了研究结果，并为先前被称作士兵之心、弹震症、战斗疲劳、战斗衰竭的病症起了一个新名字——“后越南综合征”。

沙坦在文章中写道，退伍军人从亚洲归国后表现出明显的后越南综合征。他们会“越来越冷漠、愤世嫉俗、疏离、沮丧、不信任他人，认为他人会背叛自己，无法集中注意力，失眠、做噩梦、焦

躁不安，有漂泊感，对工作、学习不耐烦”。退伍军人的痛苦还带 259
有沉重的道德成分，包括内疚、厌恶和自我惩罚。沙坦强调，后越南综合征最令人痛苦的特征是，退伍军人不知道自己能不能爱别人，能不能被爱。

沙坦新提出的临床综合征旋即助燃了围绕越战的政治极化。支持战争的人否认战斗对士兵有任何心理影响，而反战人士则接受了后越南综合征这一概念，宣扬它会让军队瘫痪，让医院不堪重负，让国家陷入医疗危机。鹰派精神科医生反驳说，DSM-Ⅱ甚至没有承认战斗衰竭；尼克松政府开始骚扰沙坦和利夫顿，视他们为反战活动分子；联邦调查局甚至监控了二人的邮件。对此，鸽派精神科医生的回应之道是过分夸大后越南综合征的后果，及其受害者的暴力倾向，这种说辞很快将患者丑化为精神错乱的形象。

1975 年，《巴尔的摩太阳报》在头条中将归国的越战退伍军人称作“定时炸弹”。四个月后，《纽约时报》著名专栏作家汤姆·威克讲述了一名越战退伍军人的故事，他习惯枕着枪入睡，有一天在梦魇中开枪打死了妻子，汤姆说：“后越南综合征是一个严重但普遍遭人忽视的问题，这个例子不过是冰山一角。”

好莱坞抓住了越战老兵“潜在杀手”的形象。在马丁·斯科塞斯 1976 年的电影《出租车司机》中，罗伯特·德尼罗饰演的主角无法区分纽约的现实和他在越南的过去，继而犯下谋杀罪。在 1978 年的电影《荣归》中，布鲁斯·德恩饰演了一名受创老兵，这名老兵回到美国后无法重新适应社会，威胁要杀死妻子（简·方达饰）和妻子的新情人——一名半身不遂的退伍军人（乔恩·沃伊特饰），最终自杀身亡。

260 尽管公众逐渐认识到，许多归国的退伍军人需要接受精神治疗，但大多数退伍军人在刺激患者要在内心深处寻找痛苦根源的心理医生那里找不到慰藉。相比之下，讨论会起到了强大的安慰和康复作用。聆听他人相似的经历能帮助退伍军人理解自己的痛苦和挣扎。退伍军人管理局最终认可了讨论会的治疗益处，他们主动与利夫顿和沙坦取得联系，提出在更大范围内推广二人的治疗方法。

与此同时，沙坦困惑于后越南综合征何以在受害者身上产生这样显著、严重的影响。有一条线索是，后越南综合征与其他受害者的情感创伤有相似之处，比如利夫顿记录的广岛幸存者，以及那些被关押在纳粹集中营的人。许多纳粹大屠杀幸存者会早衰，混淆现在和过去，并遭受抑郁、焦虑和噩梦的折磨。离开了没有道德和人际互动等正常准则的集中营，他们发现自己很难与普通人建立联系。

沙坦得出结论，作为一种特殊的精神创伤，后越南综合征是一种正当的精神疾病，应该得到正式承认。尽管 20 世纪 60 年代末 DSM-Ⅲ制定之际，越战正在肆虐，但手册中没有专门针对精神创伤的诊断，更不用说战斗创伤了。和在 DSM-Ⅰ中一样，与创伤相关的症状被归类在宽泛的“成人适应反应”诊断之下。当精神科医生告诉曾目睹儿童被刺刀刺伤、战友被活活烧死的退伍军人，他们“在成人适应方面有问题”时，他们的愤怒情有可原。

261 得知 DSM-Ⅲ正在修订，而工作组不打算纳入任何创伤相关的诊断后，沙坦知道自己必须有所行动。1975 年，他在举行于加利福尼亚州阿纳海姆的APA年会上与罗伯特·斯皮策安排了一次会面，并强烈游说斯皮策将后越南综合征纳入DSM。一开始，斯皮策对沙坦提出的综合征持怀疑态度。但沙坦锲而不舍，给斯皮策寄送了大量描述症状的信息，包括利夫顿对广岛受害者的研究——这种诊断数据无疑会吸引斯皮策的注意。斯皮策态度软化了，于1977年成立了一个反应性精神障碍委员会，并指定工作组成员南希·安德里亚森负责正式审查沙坦的提议。

安德里亚森是一位聪明而坚毅的精神科医生，曾在纽约医院康奈尔医学中心烧伤科工作，这段经历影响了她对后越南综合征的态度。“鲍勃·斯皮策安排我处理沙坦提出的综合征，”安德里亚森解释说，“但他并不知道我本来就是应激诱发神经精神障碍方面的专家。我的精神病学生涯始于研究严重烧伤的生理和心理影响，这是人类所能经历的最可怕的应激事件之一。”

渐渐地，安德里亚森开始赞同沙坦的结论：任何创伤性事件都有可能产生一组典型症状，无论是因龙卷风失去家园，还是在公园里被抢劫，或是在战斗中与人交火。安德里亚森先前将烧伤患者心理归类为“应激诱发障碍”，便将她扩充后的后越南综合征概念命
名为“创伤后应激障碍”，并对该诊断总结如下：“其基本特征是在 262
一个精神创伤事件后发展出特征症状，该事件通常超出了普通人类的经验范围。”

尽管除了沙坦和利夫顿从老兵讨论会中观察到的情况，几乎没有关于这种障碍的科学证据，但工作组还是在没有太大阻力的情况下通过了安德里亚森的提议。斯皮策后来向我坦言，如果不是沙坦

那么坚持不懈，后越南综合征很可能永远不会出现在 DSM-Ⅲ中。

从那时起，受创的退伍军人更容易获得所需的医疗关注，因为军队和精神病学终于承认他们的病症是一种真实的医学疾病了。

然而，尽管 DSM-Ⅲ为遭受战争创伤的士兵的苦难，以及强奸、袭击、酷刑、烧伤、爆炸、自然灾害和金融灾难受害者的苦难赋予了正当性，但该手册在 1980 年出版时，精神病医生对 PTSD 的病理学基础知之甚少，对它可能对大脑产生的影响更是一无所知。

对烟花的恐惧

克朗斯基夫妇年近不惑，婚姻幸福。克朗斯基先生是一名成功的会计师，克朗斯基太太负责将外文书翻译成英文。但二人的生活焦点是两个活泼的孩子：12 岁的艾莉和 10 岁的埃德蒙。一天晚上，克朗斯基夫妇带埃德蒙去朋友家参加了节日晚宴（艾莉在同学家参加生日过夜派对）。愉快、热闹的晚宴结束后，克朗斯基一家
263 嬉笑着上了车，沿着熟悉的道路回家。埃德蒙打了个哈欠，念叨着错过了尼克斯队的比赛真是遗憾，不过克朗斯基先生向他保证比赛已经录下来了，埃德蒙可以明天再看。然后，毫无征兆地，一场意外永远地改变了他们的生活。

克朗斯基一家驶过一个十字路口时，一辆高速行驶的 SUV 冲过红灯，猛地撞上了他们车尾靠乘客的一侧，当时埃德蒙坐在后座，没有系安全带。后门被撞变了形、大开着，埃德蒙被甩出车外，摔到了十字路口中间。一辆大皮卡从反方向朝路口驶来。

皮卡司机来不及躲避，克朗斯基夫妇眼睁睁看着汽车从埃德蒙胸前碾过去。尽管急救队迅速赶到现场，但男孩在被送上救护车之前就死了。

接下来的两年里，克朗斯基一家默默疗伤，很少和朋友与家人来往。后来，克朗斯基夫人慢慢悲痛中走出来。首先，她重拾了译书工作；然后，她联系了一些老朋友；最后，她终于愿意和朋友们一起去看电影，一起在电影结束后小酌一杯。虽然她永远不能对失去儿子的悲剧完全释怀，但三年后，她的生活大体上恢复如常了。

克朗斯基先生的情况就大不相同了。事故发生两年后，他仍然几乎每天都去给儿子扫墓。即使妻子已经重新开始接触朋友，他对社交活动还是兴趣全无。他总是易怒、心神不宁，在会计工作上也逐渐犯下严重错误。从前的忠诚客户另寻他家。以前他总是一丝不苟地负责打理家庭财务，但现在几乎完全置之不理了。他的世界里只有一抹记忆日复一日地反复涌现：皮卡轧过小小的、吓坏了的 264
儿子。

克朗斯基夫人日渐恢复，克朗斯基先生却每况愈下。他酗酒，和妻子吵得不可开交，于是二人来见我。通过第一次咨询，我发现克朗斯基先生明显患有 PTSD 和复杂的哀伤反应。他们在我这里接受了几个月的治疗，我帮克朗斯基先生戒掉了酒。抗抑郁药帮他缓解了一些较为严重的情绪波动和暴怒发作，最终，二人的婚姻问题缓解了——或者至少，争吵的次数减少了。但其他问题仍然存在。

尽管我尽了最大努力，但克朗斯基先生还是不能正常开展工作，也不能重拾从前的娱乐活动。大部分时候，他坐在家里看电视，直到哪个节目让他想起儿子的死，他就立马把电视关掉。他的工作做不下去了，妻子成了家里的顶梁柱；这是夫妻关系越来越紧张的根源，妻子养家糊口这件事让他心生怨怼。同时，克朗斯基夫人对丈夫甚至不愿意尝试出去走走的态度越来越不满。

最终，克朗斯基夫人下定决心，她不能再跟一个不愿向前看的颓废丈夫生活在一起。她认为他们的家对女儿来说不是一个健康的环境，女儿每天放学回家都会看见愤怒的父亲在家闷闷不乐，或是瘫在沙发上——仿佛在他眼里艾莉也死了。克朗斯基夫人带女儿搬了出去，并提出了离婚申请。她继续着她的事业，看着女儿上了大学，后来她再婚。克朗斯基先生的人生则走向了截然不同的方向。

265 他无法从可怕的丧子事故中走出来，再次酗酒，最后也切断了与我的联系。我最后一次见他时，他仍然沦陷在凄凉、孤独的生活之中，不与他人接触，将希望帮他的人拒之门外。

为什么二人经历了同样的创伤，克朗斯基先生患上了PTSD，而克朗斯基夫人却没有？当DSM-Ⅲ工作组投票通过PTSD时，人们对于创伤如何导致即刻的和持久的后果，以及如何缓解这些后果还一无所知。如果士兵被飞来的弹片击中头部，我们知道该怎么办：止血，清洗和包扎伤口，拍X光以检查是否有内部损伤。相比之下，PTSD完全是一个谜。如果这是一种病因明确的精神疾病，我们难道不能弄清楚它的作用原理吗？

PTSD被纳入DSM-Ⅲ、获得正当地位后，大量研究资金如潮水般涌来。即便如此，研究人员直到精神病学“大脑革命”（20世纪 80 年代新型脑成像技术蓬勃发展，以及精神病学神经学家队伍在埃里克·坎德尔启发下日渐壮大）之后才开始取得进展。渐渐地，21 世纪初，脑科学新研究揭示了 PTSD 背后可能的病理过程。

该过程涉及三个关键的大脑结构：杏仁核、前额叶皮质和海马体。这三者构成一条对人从唤起情绪的经历中学习至关重要的神经回路，但如果经历**过于**极端，这条回路就可能反过来伤害自己。例如，假设你正在参观黄石国家公园。你停下车，在树林里漫步。突然，你看到不远处有一只巨大的熊。你立刻感到一阵恐惧，因为你的**杏仁核**——你原始情感系统的一部分——发出了危险警报，示意 266
你逃离。你该怎么做？

大脑已经进化到可以帮助你活下来，在危及生命的关头瞬间做出最佳选择。尽管杏仁核尖叫着让你赶紧逃命，但最有益的做法是控制住杏仁核引起的情绪，同时分析局势并做出最佳选择。也许你站在原地更有可能活命，也许你应该对着熊大喊，也许最明智的做法是捡起一根大棍保护自己，也许最聪明的做法是拿出手机给公园管理员打电话。但只有当你有意识地克服情感冲动时，你才能做出决定，神经学家将这个过程称为**认知控制**。你大脑中最新、进化最高级的部分，即**前额叶皮质**，负责决策和认知控制。我们越有经验，越成熟，我们的前额叶皮质越有可能执行认知控制，推翻杏仁核坚持逃跑的冲动。

但是，假设你太害怕了，前额叶皮质无法对抗恐惧，杏仁核取得了胜利，你开始拼命朝着车子跑去。熊发现了你，大吼一声，追了上来。幸运的是，你跑赢了熊，赶到了车旁，在熊扑过来的一刹那关上了车门。你幸存了下来。你的大脑天生会从这次宝贵的保命经历中吸取经验。你的海马体现在形成了一段关于熊和逃跑决策的长期记忆，这段记忆在情感上受到了杏仁核恐惧的影响。

你的杏仁核-前额叶皮质-海马体系统之所以存在，完全是为了让你能够从经历中吸取教训，并提高你未来对类似情况做出反应
267 的能力。下一次你在树林（或者丛林、田野）里遇到熊（或者狼、野猪、美洲狮），你存储的记忆就会被该事件与上次遇熊事件的相似性触发，这段记忆会自动引导你迅速做出反应：**天哪，又是熊？我上次逃跑幸存了下来，所以这次我最好也溜之大吉！**

但是，如果你上次遇熊逃跑的经历充满创伤和恐惧，导致你的杏仁核像灯光璀璨的时代广场一样大放光亮呢？也许那只熊在你跑到车旁之前抓住了你，在你跳进车前用爪子把你抓回去了。那么，你的杏仁核有可能受刺激过度，你的海马体创造了一段情绪强度极高的创伤记忆。存储的记忆如此强大，被触发时会压制住前额叶皮质，抑制认知控制的激活。此外，未来它会被与原始事件略相似的刺激触发。下一次你看到任何毛茸茸的动物，哪怕是邻居的比格犬，这个场景都可能会触发你的原始记忆，导致杏仁核的本能反应，就好像你再次遭遇熊袭的致命威胁——**天哪，我得赶紧跑！**

换句话说，PTSD 患者无法将新经历的细节与过去创伤中的情感冲动区分开来，无法阻止杏仁核-海马体回路一遍又一遍地重温与创伤经历相关的强烈情感。阿德里安·哈斯莱特经历的正是这种情况。

2013 年爱国者日那天，阳光明媚，阿德里安·哈斯莱特站在波士顿马拉松终点线附近，离她几码远的地方有一个被遗弃的背包，里面有一只装有爆炸物的不锈钢压力锅。爆炸发生后，她的脚被炸断了。这种经历发生在任何人身上都可怕至极，但对一位致力于足尖艺术的舞蹈教师来说，这尤为令人痛苦。她的杏仁核达到了极限，向海马体发送了猛烈的情感信号，海马体因此储存了关于爆炸及其骇人后果的超高强度记忆。

几个月后，阿德里安从马萨诸塞州总医院出院，回到了她在波 268
士顿的公寓。突然，她又被一串响亮的爆炸声吓到了——那是独立日烟花表演。节日烟花的声音在她脑海中回荡，瞬间触发了马拉松爆炸的记忆，她被迫回想起躺在博伊尔斯顿街血迹斑斑的人行道上的场景，同样的恐惧感油然而生。她拨打了 911，恳求调度员停止烟花表演。

我们大多数人在经历戏剧性但并不可怕的意外事件时，以较温和、非病理性的形式体验过这种神经现象。许多美国人能想起听闻里根总统被枪击，或得知“挑战者号”航天飞机爆炸，或观看“9·11”恐怖袭击事件的报道时自己身处何处。这些有时被称为“闪光灯记忆”，与 PTSD 受害者头脑中挥之不去的强烈而费解的记忆相仿，不过无害且与情感无关。

根据对创伤的神经机制的了解，最新研究表明，如果一个人在创伤经历发生不久后——哪怕是几小时后——服用记忆干扰药物，那么 PTSD 的发病率可以大大降低，因为海马体被抑制，无法将该经历充分巩固为创伤记忆。（这项研究基于埃里克·坎德尔的工作，他说明了短期记忆是如何被编码到长期记忆中的。）研究还指出了我们对 PTSD 易感性的遗传变异。与控制唤醒、焦虑和警觉的大脑机制有关的特定基因，似乎与一个人是否出现 PTSD 症状有关。虽然每个人都有一个临界点，如果压力足够大或持续时间足够长，谁都能患上 PTSD，但每个人的临界点是不同的。

269 杏仁核–前额叶皮质–海马体回路的机制也可能有助于解释，为什么我在失手碰掉空调后产生了 PTSD 样症状，但在遭遇入室抢劫事件后没有；以及为什么克朗斯基先生在儿子死亡后出现难以治愈的症状，而克朗斯基夫人能够恢复。关键因素在于认知控制。

我遭遇抢劫时，前额叶皮质让我得以保持冷静，并让我有了一种掌控局面的感觉（尽管这可能并不属实），因为我相信如果决定听从袭击者的命令，我就能安然无恙。由于我没有遭受严重伤害或重大财产损失，我的海马体将这段受认知控制影响的经历存储成记忆。相比之下，当空调从我手中滑落后，除了看着它坠向人行道、发出无力的呐喊，我实在无能为力。没有任何控制——不管是真实的还是虚幻的——能缓解杏仁核发出的刺耳警报。于是，我的海马体存储了一段像体育馆大屏画面一样生动的记忆。

克朗斯基先生的情况与此不同。他在开车这一事实似乎给了他一些认知感和对情况的躯体控制感。然而，克朗斯基对事故的情况事实上几乎没有什么影响，事故中的他既是一个被动的受害者，也是一个旁观者。因此，他的海马体很可能存储了一段记忆，将埃德蒙死亡带来的强烈情绪与他作为驾驶者的内疚结合了起来。这种情况下，他的认知控制感变成了一个精神监狱，用无休止的“如果”

折磨着他：如果他没有早早离开派对呢？如果他选择了另一条回家的路线呢？如果他在通过十字路口时开慢一点呢？

我在入室抢劫事件中幸存无恙，所以我的认知控制感帮助缓解 270
了这段经历的情绪强度。但如果那两个闯入公寓的暴徒最后开枪打了我，或者偷走了我祖父的手表，那么同样保持冷静的决定可能会让我陷入永无止境的自责。这就是大脑和我们的经验的关系，可以给我们教益的事情也可能会伤害我们。

第九章　多元化的胜利：DSM-V

271　精神病学是没有生理迹象的神经学，需要最高超的诊断技艺。

——亨利·乔治·米勒[1]，《英国医院医学杂志》，1970年

我认为科学上的成熟应建立在谦卑而非狂傲的基础上。理想并非真理或确定性，而是对知识持续、多元的追求。

——哈索克·张[2]

数字时代的诊断

精神病学圣经第四版于1994年出版，其中包含297种障碍（较第三版的265种有所增加），并沿用了斯皮策在他开创性的

1　亨利·乔治·米勒（Henry George Miller），神经学家，曾任纽卡斯尔大学医学院副院长。

2　哈索克·张（Hasok Chang），中文名张夏硕，剑桥大学科学史和科学哲学系教授。

DSM-Ⅲ中提出的框架。虽然 DSM-Ⅲ的出版引发了动荡和争议，但 DSM-Ⅳ的发布就像星巴克开业一样例行公事，毫无波澜。大多数精神健康专业人士几乎没有留意它的制定过程，只是自然地开始使用它。

然而，第五版的情况截然不同。2006 年，APA 授权成立了新的 DSM-Ⅴ工作组。自 1980 年 DSM-Ⅲ发布以来，医学和精神病学领域发生了翻天覆地的变化。乔治 · H.W. 布什总统宣布 20 世纪 90 年代是“大脑的十年”，神经科学已经成为生物科学中最重要、最具活力的学科之一。影像学和遗传学已经彻底渗透到医学领域。大量新 272
药、新的心理治疗技术以及新的医学设备和技术先后问世。

与此同时，计算机的功能和性能大幅提升，互联网已成为一股无处不在的社会力量。

鉴于第五版将诞生于新数字时代，手册的缩写由 DSM-Ⅴ改为 DSM-5。APA 通过用阿拉伯数字取代罗马数字的做法表明，DSM 现在将像计算机软件一样迭代，并承诺可能发布 DSM-5.1 和 5.2。

2006 年，APA 主席史蒂夫 · 夏夫斯坦任命戴维 · 库普弗为工作组主席，达瑞尔 · 瑞吉尔为副主席。库普弗时任匹兹堡大学精神病学系主任，是世界知名的抑郁症和躁郁症专家。瑞吉尔是精神病学家、流行病学家。20 世纪 80 年代，国家精神卫生研究所开展了一个里程碑意义的流行病学研究项目，测量了美国人口中精神障碍的发病率，瑞吉尔参与其中。

库普弗和瑞吉尔组建的团队于 2007 年开始工作。团队广泛地爬梳文献，分析数据，并征求了同行和专业人士的意见，以帮助他们修订现有的诊断。但与之前的工作组不同，抱怨很快出现了：更改或制定诊断的流程不一致，将诊断组合成新版的计划也不清晰。此外，行业内外的相关方都注意到，审查和修订 DSM 的过程没有对外公开。听到不满的声音后，一批新一代反精神病学活动人士和
273 组织，包括罗伯特·惠特克、莉萨·科斯格罗夫（Lisa Cosgrove）、彼得·布雷金以及复兴的山达基教会，开始对该项目展开抨击。

这不是 20 世纪 70 年代，那时对 DSM-Ⅲ的批评几乎完全局限于精神卫生专业的小圈子里，反对者们通过期刊文章、打字机打出的信件和闭门会议进行较量。这是 21 世纪，是互联网和社交媒体的时代。非专业人士也有权通过博客、在线通信、活动人士网站、脸书帖子，甚至推特来表达不满。心理治疗师兼精神病学批评家加里·格林伯格在《纽约时报》的采访中说道："没有人看重 DSM 的实际内容，即使那些为其辩护的人也承认，它的主要优势在于没有其他资料可用。"

继熟悉的反精神病学批评人士之后，利益相关方纷纷发声，想知道 DSM 的制定过程会对他们产生什么影响。美国国家精神疾病联盟、自闭症之声、抑郁症和躁郁症支持联盟，以及美国自杀预防基金会等患者倡导组织也开始在网上抱怨说，他们的成员对 DSM-5 的制定过程一无所知。很快，大量的博客和在线讨论纷纷谴责 DSM-5 工作组不透明。由于未能回应这波在线抨击，APA 和 DSM-5 工作组给人留下的印象是，负责人没有认真对待这些意见，或者他们纯粹就是跟时代脱节。

事实上，APA 确实被越来越多的在线批评搞得措手不及。他们

无力利用互联网给出有组织或有效的回应，公众如此浓厚的兴趣也让他们始料未及。毕竟，在DSM-Ⅳ的制定过程中，医学专业人士 274
内部几乎没有争议，也几乎不存在公众讨论。但现在有数百个声音呼吁DSM负责人揭开面纱，详细解释下一代精神病学诊断是如何制定的。

即便如此，工作组主席和APA领导层也有可能认为，激进的反精神病学批评人士和特殊利益团体的批评之声是在线交流中常见的夸大和卖弄之词。毕竟，许多关于DSM-5制定过程的批评与DSM-Ⅲ和DSM-Ⅳ（程度较轻）制定期间的并没有太大不同；它们只是被社交媒体的数字扩音器放大了。精神病学圣经DSM牵扯着如此多个人和机构的利益，任何修订都必定会引起愤怒和不满。APA希望能够在不被淋湿的情况下挨过这场网络风暴……直到后来，有两名最出人意料的批评者站出来发声，掀起了飓风。

这两名精神病学家用一系列严厉的线上指责震惊了DSM-5的领导层，最终APA不得不改变这一版手册的发展方向。他们正是DSM-Ⅳ主席艾伦·弗朗西斯和传奇的DSM-Ⅲ主席罗伯特·斯皮策。

荣誉批评家

2007年4月，罗伯特·斯皮策给瑞吉尔发了一条短短两行的消息。当时正值DSM-5正式启动一年，距离其计划出版还有六年。斯皮策问瑞吉尔能否给他转发一份工作组初期会议的纪要。

275 完成 DSM-Ⅲ之后，斯皮策在 DSM 相关工作中的角色逐渐淡化。他竭力争取过牵头 DSM-Ⅳ的修订工作，但他最终被康奈尔大学医学院精神病学教授艾伦·弗朗西斯所取代。尽管如此，弗朗西斯仍然对斯皮策敬重有加，任命斯皮策为 DSM-Ⅳ工作组的“特别顾问”，邀请他参加了所有的会议。但 DSM-5 启动时，斯皮策完全被排除在外（弗朗西斯也是如此）。和 30 年前的斯皮策一样，库普弗和瑞吉尔看来想与过去划清界限，创造新事物。为了实现如此雄心勃勃的目标，他们觉得有必要与之前的 DSM 领导层保持距离。

瑞吉尔回复斯皮策说，利益冲突处理流程确定并获工作组批准后会公布会议记录。几个月后，斯皮策再次致信瑞吉尔，但未收到回复。2008 年 2 月，在斯皮策首次提出请求近一年后，他终于得到了明确答复：鉴于“制定过程中需要保密”等“前所未有的”情况，瑞吉尔和库普弗决定，只有理事会和工作组成员有权查看会议记录。

这不仅仅是对现代 DSM 缔造者个人的冷落，也严重背离了斯皮策一贯坚持的透明、参与的方针。即便在 DSM-Ⅲ遭遇强烈阻力的时候，斯皮策也依然遵守着这一方针，而艾伦·弗朗西斯在 DSM-Ⅳ的制定过程中将其延续了下来。斯皮策担心，瑞吉尔和库普弗决定不公开一切进程的做法可能会损害 DSM-5 的正当性和品质，于是他做了一件出人意表的事情：他将自己的担忧发在了网上。

276 “《精神病学新闻》6 月 6 日这一期传来好消息，即 DSM-5 的制度过程复杂却透明，”斯皮策在给 APA 在线新闻服务编辑的一封公开信中写道，“我亲身体会了究竟有多透明、多公开，因为瑞吉尔告诉我‘做好 DSM-5 的保密工作’至关重要，他不会给我发工作组会议记录。”斯皮策积极行动起来，他开始持续不断地在线抨击 DSM-5 制定过程的“保密”，并敦促采取完全透明的方针。“不然，”他在 2008 年写道，“对精神病学诊断持怀疑态度的人会质疑 DSM-5 的科学可信度。”他还批判了要求所有工作组成员签署禁止在工作组之外谈论 DSM-5 的“保密协议”这一点。

显然，库普弗和瑞吉尔认为，改进精神疾病诊断这项工作很复杂，而且可能面临争议，保护 DSM-5 工作组和研究小组免受公众监督，可以让他们更有效地开展新版 DSM 的制定工作。斯皮策本人牢牢把控着 DSM-Ⅲ的制定，但他通过透明的运作来平衡个人的雷霆之治，不断向公众发布更新和报告。大家有目共睹，即使在 DSM-Ⅲ的后期工作中面临明显的敌意和抵制时，他也一一回应每封信、每篇文章、每通电话，不论这些关于 DSM-Ⅲ的问询有多挑剔。

对 DSM-5 制定过程不透明感到恼火的不止斯皮策一人。艾伦·弗朗西斯也和他曾经的导师一样表示怀疑。弗朗西斯在哥伦比亚大学期间接受过斯皮策的培训，他也是 DSM-Ⅲ工作组最年轻的成员之一，后来成了 DSM-Ⅳ的主席。精神卫生专业人士普遍认为，在领导编写最重要的精神病学图书这项工作上，弗朗西斯做得 277
相当不错。弗朗西斯主动联系了斯皮策，精神病学界的这两位泰斗在 2009 年发表了一封致 APA 理事会的联名信。信中警告称，工作组“僵化刻板、画地为牢的心态使领导层隔绝了一切建议、批评”，DSM-5 将因此面临“意想不到的灾难性后果”。他们敦促 APA 废除所有保密协议，增加透明度，并成立监督委员会来监督 DSM-5 的制定过程。

一场风暴爆发了。争议的焦点是如何在数字时代完善精神疾病诊断，现在不仅有前所未有的海量实证数据和临床知识可供借鉴，还有无数强大的利益相关方，包括企业、政府部门、医疗和教育机构，以及患者游说团体，DSM 的任何变动都将对其产生重大影响。允许专家藏在保护性的面纱后进行修订是否符合公众利益？又或，应该在由网络博主、推特用户和脸书用户等构成的公众面前就诊断展开（难免激烈且有争议的）辩论？

APA 的支持者和批评者都发表了意见。独立于 APA 之外的在线杂志《精神病学时报》定期刊登相关回应。塔夫茨医学院精神病学家丹尼尔·卡拉特在他的博客中描述了随之而来的冲突：“一开始是一群顶级科学家在审查研究文献，如今已经演变成了一场让哈特菲尔德-麦考伊夙怨[1]黯然失色的纷争。”最杰出的精神病学专家陷入舌战，像国会两党之间一样苦大仇深，这等奇观让媒体兴奋不已，火上浇油。有线新闻节目邀请各方专家辩论 DSM 及精神病学的优
278 缺点。从戴维·布鲁克斯到比尔·奥莱利，多位著名评论员纷纷发表看法。“问题在于，精神病学等行为科学并不是真正的科学；它们只算半科学。”布鲁克斯在《纽约时报》的一篇专栏文章中写道。

从 2008 年到 2013 年 DSM-5 发布期间，近 3 000 篇关于 DSM-5 的文章出现在报纸和在线新闻媒体上。情况一度发展到，DSM-5 的阶段性小成果都能传得沸沸扬扬，而与精神疾病有关的

1 哈特菲尔德-麦考伊夙怨，1863 年至 1891 年，居住在西弗吉尼亚州和肯塔基州边界的两个家族之间的冲突与械斗。

任何新闻事件都会被立即与饱受争议的DSM-5联系起来。例如，2011年，亚利桑那州女国会议员加布里埃尔·吉福兹在购物中心被一名精神错乱的年轻人枪击后，有关DSM-5的新闻报道呈爆炸式增长。2012年康涅狄格州纽敦发生可怕的校园枪击案后，由于有报道称肇事者亚当·兰扎患有某种形式的自闭症，DSM-5再次引发舆论狂潮。许多报道都表示，精神病学在精神疾病的诊断和治疗方面做得并不好。

继20世纪70年代初罗森汉恩的研究、同性恋争议和反精神病学运动迫使APA摒弃精神分析，转而支持全新的精神病学诊断范式之后，APA从未经历过这种公众压力。但这一次APA会采取什么行动呢？

APA的回应

库普弗和瑞吉尔在定期报告中一再向理事会保证——尽管内部抱怨和外部噪声纷起——DSM-5各项工作进展顺利。但斯皮策和弗朗西斯加入了在线争论，工作组和研究小组流出的关于领导力不足的谣言仍未止息，这时理事会开始怀疑，硝烟背后究竟有没有火 279
情？库普弗和瑞吉尔是否没有承认——甚至更有甚者，是否没有意识到DSM-5的制定过程存在严重问题？

为查明情况，理事会于2009年成立了一个监督委员会。新委员会将审查DSM-5的制定过程，并告知理事会是否确有问题需要干预。乔治城大学医学院前院长、APA前主席卡罗琳·罗宾维茨被任命为监督委员会主席。我也被任命为委员会成员。

我们参加了 DSM-5 工作组的会议，主席和副主席在会上做了简报，随后我们与工作组成员单独会面，库普弗和瑞吉尔不在场。我们很快发现，情况显然与传言一样糟糕。DSM-Ⅲ团队对新手册的愿景是一致的，他们对罗伯特·斯皮策的领导充满信心。相较之下，DSM-5 团队的许多成员公开批评了手册制定过程及工作组领导。

瑞吉尔及手下人员显得组织无序、游移不定，库普弗则疏远而漫不经心，将运作职责委托给了瑞吉尔。这与斯皮策当年过度事必躬亲，后被弗朗西斯效仿的管理风格大相径庭。罗宾维茨向理事会报告了监督委员会发人深省的结论："DSM 存在严重问题，我们必须解决它。"

理事会斟酌了委员会的报告，但是不确定该怎么办。当时 DSM 的制定过程本来就饱受公众质疑，中途换将或改变策略可能会进一步削弱 DSM 的可信度。鉴于此，理事会提出了一项"变通方案"，他们设立了两个临时审查委员会：一个负责审查变更提议
280 的科学证据，另一个负责审查变更对临床实践和公共卫生的影响。增设新的委员会虽然算不上解决管理问题的理想方案，但的确缓和了许多来自精神病学专业内部的批评。

与此同时，网络上的指责声仍然不绝于耳。其中最突出的批评之一是 DSM 将正常行为病理化。颇具讽刺意味的是，将正常行为病理化曾是罗伯特·斯皮策对精神分析师最尖锐的批评之一，这些人大谈特谈日常生活中的精神病理学，认为人人都多少有点

儿精神疾病。斯皮策和DSM-Ⅲ的一大重要贡献是在精神健康和精神疾病之间划清了界限。即使在DSM-5的喧嚣之中，这条界限也没有失守。

大部分有关正常行为病理化的公众批评主要针对那些一般人看来微不足道或包含性别歧视意味的诊断，如囤积障碍、暴食症和经前情绪障碍。然而，主张这些确属疾病的观点得到了数据和广泛的临床经验支持。以DSM-5中的新条目囤积障碍为例，这项障碍的科学证据有限（仅因为研究人员暂时没有时间寻求资金并开展广泛研究），但临床证据非常有说服力，而且从公共卫生的角度考虑，这一障碍亟需纳入DSM。这种病症与强迫性地无法扔掉物品有关，以至废物堆积在生活环境中，显著降低个体生活质量。虽然我们都认识一些不愿扔掉旧物件的囤积狂，但患有囤积障碍的人囤积的东西通常太多，以至如山的堆积物可能构成严重的健康危险。

我治疗过一名富裕的中年女性，她住在曼哈顿上东区的宽敞公寓里，但因为囤积的报纸、宠物杂志、未拆封的电视购物快递和她为九只猫准备的物资堆积如山，她开门进出都很困难。最后，由于
邻居们投诉她住的单元臭气熏天、害虫滋生，她受到了驱逐威胁。 281
她的家人将她送进了医院，那是她第一次接受针对囤积障碍的治疗。三周后，她出院回家，公寓被家人收拾得焕然一新。她服用了氯米帕明（一种常用于治疗强迫症的三环抗抑郁药），还接受了认知行为疗法，以帮助她控制囤积的冲动。到目前为止，她在整洁宽敞的公寓里过上了更幸福的生活，邻居和家人也不再有任何抱怨。

作为一个深度参与DSM-5制定过程的人，我可以告诉你，机

构没有兴趣通过发明更多疾病，或让下诊断更容易的方式来扩大精神病学的范围。目前精神卫生护理体系中的患者人数超出了处理能力，而且让保险公司给确立了几十年的诊断报销医药费就已挑战重重了。也许证明精神病学无意病理化正常行为最有力的证据就在诊断数量的变化之中：DSM-Ⅳ有297种，而DSM-5则减少到265种。

2012年春天，我成为APA候任主席，同时我也承担了DSM-5的责任。在我的任期内，DSM-5将完成、发布，并接受功成与否的评判。令我感到宽慰的是，前任领导人设立的临时委员会已经取得了成效，从实质上改进了DSM的制定过程。内部抱怨停止了，创建或更改疾病条目有了清晰的流程；最重要的是，每套诊断标准草案积累的证据、经历的审议比以往任何一版DSM的都要多。

282 DSM-5提交APA代表大会进行表决前的最后六个月里，协会主席迪利普·杰斯特和我设立了一套系统性的“峰会”流程，用以最终审查批准或否决各项障碍的提议。然后，经最终批准的诊断将一次性呈交给代表大会，就像三十年前斯皮策主导的DSM-Ⅲ的情况一样。工作组、研究小组和委员会代表均参与其中，人人都清楚其中的利害关系：此事攸关精神病学在21世纪的可信度，攸关每一位受我们的决定影响的患者的福祉。

在峰会审查过程中，我们始终寻求共识。如果没有清晰的科学证据或可靠的临床依据支持新的诊断或对现有诊断的修订，那么将沿用DSM-Ⅳ版本。大多数障碍都获得了批准，没有争议，不过有几项人格障碍仍存在激烈的争论，这些障碍一直是精神病学家争论的焦点，其根源在于弗洛伊德最早的精神分析理论。关于是否纳入一种针对儿童的，名为破坏性情绪失调障碍的新诊断，是否可以在一个人哀悼去世的挚爱之人期间仍将其诊断为患抑郁症，以及是否修改精神分裂症的诊断标准，也存在分歧。这三项变更最终获得批准，不过几项新提出的人格障碍未被纳入手册。

2012 年 11 月 10 日——DSM-5 投票的日子——终于来临。代表大会在哥伦比亚特区距离白宫仅两个街区的 JW 万豪酒店召开，彼时巴拉克·奥巴马不到一周前刚刚成功连任。和 DSM-5 在线上和媒体界引发的雷鸣般的争议相比，代表大会的最终投票显得相当平淡。会场上几乎没有什么讨论，全体一致迅速表决通过，与 283
DSM-Ⅲ投票时的骚动和精神分析派的最后一搏相去甚远。

DSM-5 于 2013 年 5 月 19 日出版，它是各版中制定周期（7 年）最长的，与上一版的间隔期（19 年）也是最久的。但这种延迟主要不是因为争议和烦琐的流程，而是反映了 DSM-5 制定过程所涉及的前所未有的工作量。这部新版精神病学圣经包含的数据、证据和讨论比前四版加起来还要多：包括精神病学家、心理学家、社会学家、护士和消费者权益倡导者在内的 163 名专家投入了超过 10 万个小时的工作，审查了数以万计的论文，并与数百名活跃于临床一线的医生讨论了诊断标准。除了主席和副主席，这些功臣没有一分钱报酬。

尽管 DSM-5 制定期间发生了种种戏剧性事件，关于恐惧和雄心的情节轮番上演，但最终的成品事实上只是对 DSM-Ⅳ稍有修订。它保留了斯皮策在他的变革性版本中引入的大部分元素，包括他对精神疾病的基本定义，即精神疾病是一种导致主观痛苦或功能受损的一致、持久的症状模式。

杰斯特在 DSM-5 发布后写道：“在截止日期紧迫、公众广泛审视的情况下，成功出版诊断手册是精神病学极大的胜利。这在 2012 年 5 月看起来可能是一项艰巨的任务，那时媒体上的文章大多是批评的声音。我们以极具建设性的方式回应了这些批评，没有抨击批评者。如果这项工作做得不好，它可能不只会让 APA 名誉受损，还会为精神病学行业带来负面影响。它必须是医学史上所受评议最全面的诊断体系。我认为我们都应该为这项非凡的成就感到骄傲。”

284 你也可以把我算作为成果感到骄傲的人之一。但对其他人来说，最终成果让人大失所望。就在 DSM-5 发布之际，美国国立精神卫生研究所所长发表了一篇充斥着批评的博客，引爆了 DSM 有史以来最大的媒体轰动。尽管汤姆·英瑟尔对数字时代的 DSM 的谴责似乎一度再次威胁到精神病学的信誉，但他的挑战最终为展示当代精神病学真正的力量和韧性提供了机会。

走向多元化的精神病学

2013 年 4 月 29 日，美国政府首席精神病学家、全球最大的精神病学研究资助机构的主任在博客中宣布：“精神障碍患者值得拥有比 DSM-5 更好的结果。这就是为什么国立精神卫生研究所将调整研究方向，不把重心放在 DSM 分类上。”汤姆·英瑟尔的这番猛烈抨击在网络上迅速传播，媒体报道称他的声明是国立精神卫生研究所对 DSM 的官方谴责。英瑟尔似乎在向世界宣告，精神病学的诊断在科学上并不可靠。英瑟尔主张基于遗传学、脑成像、脑电路和生物标志物创立一套新的诊断系统，以代替 DSM-5。

英瑟尔表达了生物精神病学为精神病理学下神经生物学定义的永恒梦想，这个想法最早由威廉·格里辛格和他的德国支持者在一个半世纪前提出。然而，精神病学过去两个世纪的发展史表明，大多数为精神疾病提供生物学解释的尝试均以失败告终。格里辛格本人失败了，埃加斯·莫尼兹的前脑叶白质切除术背后的功能固定理论失败了，约翰·凯德的躁狂毒素理论失败了，色谱法精神科医生的淡紫色、粉红色斑点说也失败了。关于精神疾病起源的毫无争议的生物学解释仅适用于麻痹性痴呆（由梅毒螺旋体引起）和糙皮病（一种由缺乏维生素 B3 引起的痴呆），以及最近的阿尔茨海默病和其他形式的痴呆，还有药物造成的精神病。我们对成瘾和 PTSD 在大脑中的发展过程有了合理的理解，可我们仍有很多东西需要学习。虽然生物精神病学发现了诱人的线索，但如果调查整个精神病学的历史，我们就会发现精神疾病的生物学理论往往和精神动力学理论半斤八两，二者都没能就精神分裂症、抑郁症和躁郁症的精确起源给出令人信服的解释。如果我们从钟摆在大脑和心灵之间的来回摆动中学到了什么，那就是对精神疾病的狭隘观点通常被证明不足以解释精神疾病的复杂性。 285

具有讽刺意味的是，英瑟尔在博客中谈到需要接纳纯生物精神病学，而 60 年前，国立精神卫生研究所第一任主任罗伯特·费利克斯则对生物精神病学予以谴责，并宣布国立精神卫生研究所不会资助任何生物学研究（很遗憾，他兑现了这一承诺）。相反，费利克斯敦促精神病学家关注如贫困、种族主义和家庭冲突等社会弊病。后来，得益于成像技术、遗传学和神经科学的进步，精神病学的钟摆在 20 世纪 80 年代初再次向大脑摆动，耶鲁大学精神病学主任莫顿·赖瑟评价道：“精神病学正在从无脑转向无心。”

罗伯特·斯皮策的天才之处在于他对生物学和心理动力学哪一
286 方更有价值的问题持不可知论立场，创造了一个可以融合二者（或二者都不要）的诊断框架。遗传学、脑成像、脑回路和生物标志物没有出现在 DSM-5 的诊断中，是因为尚没有足够的证据支持，而非源于疏忽或对生物精神病学的蓄意否认。相反，这反映了 DSM 对精神病学理论冷静、负责、成熟的观点。归根到底，重要的是**数据**，无论这些数据多么难搞、奇怪或无趣。

精神病学历史上激烈的概念波动凸显了斯皮策开明的不可知论立场的价值，因为精神病学最成功的经验均来自不走还原主义神经生物学和纯粹心理主义的极端，追求一条对所有来自经验的发现都持开明态度的中庸之道。尽管今天仍然有少数精神病学家只接受心理动力学、生物学或社会学某一派观点，但总的来说，精神病学领域已经认识到，治疗精神疾病的最佳方式是同时治疗心灵**和**大脑。

今天的精神科医生接受的培训是，运用最新的神经科学技术**和**最有说服力的心理动力学理论来评估患者。他们利用脑成像技术，**并**仔细听取患者对个人经历、情感和欲望的陈述。肯·肯德勒是全球最受尊敬的精神病学研究者之一，他将这种看待精神疾病的整合、开明的方法称为“多元化的精神病学”。

2014 年，肯德勒发表了一篇见解深刻的论文，他在文中告
诫新兴的神经精神病学家：不要陷入 20 世纪四五十年代的精神
分析师以及六七十年代的社会精神病学家所推崇的“狂热的一元
论”。他们通过狭隘的理论视角看待精神疾病，并宣称他们的方法 287
是唯一有效的方法。他们对精神病学的排他性方法印证了肯德勒
所说的“认知傲慢”。对抗这种傲慢的最好办法是基于证据的多元
主义。

尽管埃里克·坎德尔以引领精神病学的大脑革命而闻名，但
他的职业生涯全貌反映了多元化的精神病学理念。虽然坎德尔的研
究专注于揭示记忆的神经生物学原理，但他的研究动机和框架是基
于他对弗洛伊德心理动力学理论的信仰。他毫不动摇地坚信，即使
弗洛伊德有一些具体观念是错误的，精神病学的心理动力学视角也
和生物学视角一样必要、有价值。坎德尔 1979 年在《新英格兰医 288
学杂志》上发表的一篇影响深远的论文体现了他的多元主义，论文
题为《心理治疗与单一突触》。他在文中指出，精神科医生往往分
为两类——“硬鼻子”（务实的）精神科医生渴望疾病的生物学解
释，“软鼻子”精神科医生认为生物学几乎没有实用价值，精神病
学的未来在于发展新的心理疗法。坎德尔随后说道，这种看似对立
的观点实际上可能是未来进展的源泉，因为双方被迫竞争，最后又
达成和解。时至今日，他仍然坚持多元主义的观点。从 2013 年他
在《纽约时报》上发表的一篇专栏文章中也可以看出这一点，该文
回应了戴维·布鲁克斯对 DSM-5 的批评：

> 这门关于心智的新科学基于这样一条原则，即人类的心智和大脑是不可分割的。大脑不仅负责相对简单的运动行为，如奔跑和进食，还负责我们眼中典型的人类复杂行为，如思考、说话和艺术创作。从这个角度来看，我们的心智是大脑执行的一系列操作。同样的统一性原则也适用于精神障碍。

因此，说到底，精神疾病是什么呢？我们知道，精神障碍表现出一致的症状簇。我们知道，许多障碍在大脑中具有独特的结构特征。我们知道，许多障碍表现出独特的大脑活动模式。我们对精神障碍的遗传基础有所了解。我们可以用药物和躯体疗法治疗精神障碍，它们只对特定症状起作用，不会对健康个体产生影响。我们
289 知道，特定类型的心理疗法能够显著改善特定类型的障碍。我们知道，如果不经治疗，这些疾病会引起痛苦、折磨、残疾、暴力，甚至死亡。因此，精神障碍是异常的、持久的、有害的、可治疗的，生物学因素在其中起重要作用，而且它能被可靠地诊断。我认为这应该可以满足任何哲学家对医学疾病的定义。

同时，精神障碍代表了一种与众不同的医学疾病形式。大脑是唯一一种可以患上我们称之为“存在性疾病”的器官，它的运作受到干扰，不是因为身体损伤，而是因为难以捉摸的经历。人体的其他器官都需要物理刺激——如毒素、感染、钝力外伤、勒颈——来引发疾病，只有大脑可以因孤独、羞辱或背叛等无形刺激而患病。失业或被配偶抛弃可能导致抑郁。看到孩子被车辆碾轧或因金融危机失去退休储蓄金可能导致 PTSD。大脑是出世超尘

之域与机体之间的接口，不可言喻的情感和记忆以自身为经纬编织成经历，在这里被转化为分子生物化学。精神疾病是一种医学疾病——但也是一种存在性疾病。这种奇特的二元性蕴藏着我这个行业所有的历史骚动和未来承诺，以及我们这个物种对人类行为和精神疾病的强烈兴趣。

无论我们的生物学测定、脑成像技术和基因技术发展得多么先进，我都怀疑，它们永远无法取代存在性疾病固有的心理动力学因素。富有同情心的医生解读精神疾病中高度个人化的人的因素，这将始终是精神病学的基本组成部分，即使对像自闭症谱系障碍和阿尔茨海默病这样生物学因素最为突出的精神疾病而言，也是如此。290
与此同时，关于患者疾病纯粹的心理动力学认识永远不足以解释导致显性症状的潜在神经和生理异常。只有将对患者经验状态的敏感认识与所有可用的生物学数据结合起来，精神科医生才有望提供最有效的护理。

虽然我对汤姆·英瑟尔的立场深表赞同——我也肯定希望看到精神疾病有更好的神经学解释——但我认为，如果我们能抵制认知傲慢的诱惑，同时对不同角度的证据和观点持开放态度，精神病学会发展得更好。DSM-5 既不是对纯粹的生物精神病学的失败尝试，也不是对心理动力学构建的回归，而是多元主义的一次胜利。英瑟尔发布那篇引起轰动的博客之后，我和他打电话谈了谈，我们最后同意由 APA 和国立精神卫生研究所联合发布一份声明，以安抚患者、医护人员和保险公司，告诉他们，至少在进一步的科学进步表明 DSM-5 需要升级或替换之前，它仍然是公认的临床标准。

2013 年 5 月 DSM-5 发布后，发生了一件令人惊讶的事情。评论人士和媒体陷入了沉默。现在看来，发布前的争议和骚动集中在公众眼中 DSM-5 的制定**过程**上，以及影响手册的实际内容，使其成为后来出版时的样子的努力上。尽管精神病学界内外的许多评论人士对“本可以如何”——如果协会任命了不同的领导，如果工作组主席采用了不同的管理方式，如果研究小组数量更多或更少——表达了一些失望，但显然，令人满意的是，DSM-5 让医疗保健人员和消费者受用良多。

291 然而，线上和媒体界广泛、激烈的冲突确实凸显了一点：精神病学已经深深植根于我们的文化结构之中，贯穿了我们最重要的社会机构，影响着我们最平凡的日常交往。不管是好是坏，DSM 不只是一份医学诊断汇编。它已经成为一份公共文件，有助于我们明确如何了解自己，如何生活。

第十章　去除污名：精神病学的未来

我们需要家人和朋友理解：有一亿美国人患有精神疾病，292
他们不是迷失的灵魂、无望的失败者。我们完全有可能好转，过上幸福的生活，并建立有意义的关系。

——国会议员帕特里克·J. 肯尼迪谈被诊断患有躁郁症

为什么人身体的其他器官生病了会得到同情，唯独大脑不会呢？

——鲁比·瓦克斯[1]

藏在阁楼里

我很幸运，我亲历了我所从事的医学专业历史上最急剧、最积极的巨变，我见证了它从精神分析派的异教逐步转变为基于大脑的

1　鲁比·瓦克斯（Ruby Wax），英美喜剧演员、作家，2015 年凭借对精神健康事业的贡献获得大英帝国勋章。

医学科学的过程。

40年前，我的表妹凯瑟琳因患精神疾病需要接受治疗，我避开了当时最负盛名、最成熟的精神病院，担心它们可能只会让情况变得更糟。放在今天，我会毫不犹豫地把她送进任意一家大型医疗机构的精神科。作为一名既有临床护理一线经验又有精神病学前沿研究经历的医生，我目睹了势如破竹的进步改变了精神病学……但不幸的是，不是人人都能从中受益。

293 我担任哥伦比亚大学精神病学系主任不久后，有人请我给66岁的金太太会诊。她因严重的皮肤感染入院，看起来长期未接受治疗。这令人费解，因为金太太受过良好的教育，家境富裕。她毕业于医学院，她先生是一位著名的亚洲实业家，按理说她可以获得最好的医疗服务。

我与金太太交谈后，很快明白了为什么医院请一名精神科医生去看皮肤感染的病人。我试着问她感觉如何，她却开始胡乱大喊，还做出奇怪、愤怒的姿势。我不说话，默默地观察她，发现她在和自己说话——或者更准确地说，她在和不存在的人对话。我无法与她沟通，于是我要求和金太太的家人聊一聊。第二天，她的丈夫和一双成年儿女不情不愿地来到了我的办公室。我反复劝说之后，他们透露，大约40年前，金太太从医学院毕业不久后就出现了精神分裂症的症状。

她的病让家人蒙羞。尽管家境富裕，资源丰富，但金太太的父母和丈夫从未替她寻求任何治疗。相反，他们决定竭尽所能防止外人发现她患有精神分裂症。他们在宽敞的家中隔了一间厢房出来，有客人登门时就把她关起来。她很少离家，从不长时间外出——直到后来患上了皮疹。家人试遍了各种非处方药，希望能解决这一问题，但皮疹蔓延并引发感染后，他们害怕了，给家庭医生打了电话。当看到金太太的身上布满脓肿时，家庭医生恳求她的家人送她去医院，诊断结果是严重葡萄球菌感染。 294

我目瞪口呆，复述了一遍刚才听到的事实——过去30多年里，他们沆瀣一气，让金太太远离外界，避免家丑外扬。他们毫不羞愧地一致点了点头。我难以置信——这简直是夏洛蒂·勃朗特小说里的情节，[1]不该发生在21世纪的纽约。我直截了当地指出，他们拒绝给她治疗的决定残忍且不道德——虽说，不幸的是，这种行为并不违法，我敦促他们让我们将她转到医院的精神科接受治疗。他们满腹狐疑地讨论了一番，随后拒绝了。

他们告诉我，即使金太太能够被治愈，由此产生的后果对他们的生活和社区地位也太具破坏性。他们得向朋友和熟人解释，时隔多年，金太太为何突然在公共场合再度露面——而至于金太太在这种情况下会有什么样的言行，谁知道呢？金家认为精神疾病的污名太过可怕，宁愿任由这位曾经聪明伶俐、身体健康的女性继续精神失常，没有正常生活的能力，大脑不可逆地恶化，也不愿面对承认她患有精神疾病的社会后果。

几代人前，精神疾病治疗中最大的障碍是缺乏有效的治疗方

1 在英国小说家夏洛蒂·勃朗特的小说《简·爱》中，罗切斯特将自己的疯妻伯莎·梅森锁在阁楼上，后伯莎火烧庄园，烧瞎了罗切斯特的双眼，自己也丧生于火海。

法，诊断标准不可靠，精神疾病理论僵化。如今，最大的障碍不是科学知识的鸿沟或医学能力的不足，而是精神疾病的社会污名。不幸的是，历史上精神病学历经了种种失败，被视为不受欢迎的医学继子，如今这个污名已站不住脚，但还是留存了下来。

295 我们今天生活的时代对不同的种族、宗教和性取向展现了前所未有的宽容，但作为一种每四人中就有一人面临的非自愿的医学状况，精神疾病仍然被视为耻辱的标志——仿佛“疯子”“神经病”“脑子有毛病”的猩红大字。想象一下，如果你受邀参加朋友的婚礼，却突然抱恙。你更愿意说你是因为肾结石……还是因为躁狂发作，所以去不了？你是宁愿道歉，然后以腰部扭伤为借口……还是说你恐慌发作了？你是更愿意说自己得了偏头痛……还是说自己因酒醉而难受？

我几乎天天都会遇到这种羞耻和敏感的例证。来我们精神科看诊的许多患者宁愿自掏腰包，也不愿走医疗保险，因为他们担心被别人知道。还有一些患者不去哥伦比亚大学医学中心**精神科**门诊看病，也不愿去纽约州**精神病学**研究所找我看诊，而宁愿去没有任何医学专业标识的私人诊所。很多患者经常从南美、中东或亚洲飞到纽约找我们看病，为的就是确保本国没有人会发现他们在看精神科医生。

几年前，我在曼哈顿市中心的一场午宴上发表了一次关于精神疾病的演讲，为精神病学研究筹集资金。随后，我四处走动了一下，同参加活动的人寒暄。这些聪明、成功、外向的人都是萨拉·福斯特请来的，她是一位社交名流，她儿子患有精神分裂症，在高三那年自杀。他们品着清炖三文鱼，啜着夏布利干白，公开赞扬萨拉为提高公众对精神疾病的认识所付出的无私努力——尽管他们之中没有人承认自己有跟精神疾病打交道的直接经验。事实上，他们对精神疾病的看法就像看待苏丹的种族灭绝或印尼的海啸 296
一样：这个问题非常值得公众关注，但与赞助人自己的生活相去甚远。

几天后，我在办公室接到一位参加者的电话，她是一家出版公司的编辑，问我能否帮帮她。她好像对工作提不起兴趣，难以入眠，经常变得非常情绪化，甚至还会哭泣，她问我她是不是在经历中年危机。我同意见她，最后我诊断出她患有抑郁症。但在约定与我见面之前，她坚持要我完全保密——并补充道："请你别跟萨拉说这件事！"

次日，我接到另一位参加者的电话。这位女士在一家私募股权公司工作，她 20 多岁的儿子从研究生院辍学，出来创业，她很担心。尽管她赞赏儿子的创业精神，但这款旨在消除世界贫困的新软件是他在一段行为古怪、失眠的时期构思出来的。经过评估，我的初步怀疑得到了证实：她儿子正处于躁狂发作的初期阶段。

在接下来的几周里，我接到了更多萨拉邀请的参加者的电话，他们为有成瘾问题的配偶、有焦虑症的兄弟姐妹、患有痴呆症的父母、有注意力问题的小孩和仍然住在家里的成年子女向我寻求帮助。随着时间的推移，参加萨拉午宴的客人中有半数联系了我，其中还包括作为活动举办地的餐厅的老板。

这些人都受过教育，见多识广，能够负担得起钱能买到的最好

的健康护理服务。要是呼吸困难或长时间发热，他们可能会向私人医生寻求帮助，或者至少会找最好的转诊医生。然而，精神疾病的
297 污名让他们一直竭力避免寻求医疗帮助，直到后来在社交场合碰巧遇到一位精神科医生。令人吃惊的是，他们都是应朋友之邀来参加那场筹款活动的，这位朋友致力于提高公众对精神疾病的认识——但他们之中谁都不希望萨拉知道自己的问题。

现在，终结污名的时机终于到来了——而且，我们现在有充分的理由相信我们可以做到。

弥合鸿沟

被诊断出患有精神疾病，会给你的自我形象留下疤痕，就好像医生在你的额头上烙上了一个耻辱的烙印，全世界都能看到它——其恶劣程度不亚于历史上加于其他所谓可憎的医学疾病的耻辱，如癫痫、麻风病、天花、癌症和艾滋病（以及更晚近的埃博拉）。在过去，这些疾病的受害者都是被社会排斥的贱民。然而，无一例外，科学的进步逐渐揭示了每种疾病的本质，社会慢慢认识到，这种本质既不是患者道德败坏，也不是神降灾祸。一旦医学发现了病因，开始提供有效的治疗，污名就开始消散。今天，我们已经处于这样一个时代：国家橄榄球联盟的球员会在比赛中穿粉色球衣，以表达对乳腺癌患者的支持，各大城市都有为艾滋病研究举办的筹款步行活动。公众态度发生巨大变化，是因为人们开始公开谈论被污名化的疾病——也许更重要的是，人们开始相信，医学有能力理

解、治疗这些疾病。

我们终于第一次真正有机会消除围绕精神疾病的污名，因为事实上，大多数精神疾病都可以得到有效的诊断和治疗。但污名仍然 298
存在，因为公众没有像了解心脏病、癌症和艾滋病治疗方面的进步一样，了解精神病学的进步。或者更准确地说，公众还不**相信**精神病学确实取得了真正的进步。

如今，精神科医生已经与其他医学领域紧密结合，看待精神疾病的方法也与看待其他医学障碍别无二致。他们可能会开处方药或使用 ECT 治病，同时提供经证明有效的心理疗法。他们可能会基于证据，推荐调节饮食、睡眠、锻炼或生活方式，进而降低患病风险或缓解病情。他们与其他医学专家保持开放、频繁的沟通，可能会将患者的部分治疗委托给精神健康护理专职人员，如心理咨询师、社工和康复治疗师。他们以直接、富有同情心的方式与患者互动。他们的做法取得了良好的效果。

这场精神病学复兴的关键原因之一是，我所在的专业对精神疾病持多元化的观点。当代精神科医生拥抱神经科学、精神药理学和遗传学，同时使用心理疗法和心理社会技巧帮助了解患者特有的问题和个人独特经历，并采用个性化的治疗方式。

过去，人们普遍认为，医科学生进入精神病学领域是为了解决自己的问题，甚至在医学界内部也有人持这种观点。的确，精神病学有时会成为医学生的安全网，因为这些学生身体太弱，无法在其他学科上竞争——这种情况在亚洲和中东一些国家里仍然存在。但时代已经变了。

现在，精神病学同其他医学专业竞相吸引顶尖人才。2012 年，我们想招募一位名叫莫辛·艾哈迈德的医学博士 / 哲学博士研究
299 生，他很有天分，当时正在考虑申请哥伦比亚大学的精神病学项目。他在一位著名的神经学家手下获得了分子神经生物学博士学位，那位科学家赞誉莫辛是他见过的最有才华的研究生。莫辛是个备受青睐的招募对象，国内所有项目任他挑选。虽然他对精神病学感兴趣，但显然他还怀有一些疑虑。

在莫辛参加面试的过程中，我特地和他聊过几次，尽力向他讲述了我们这个领域让人心潮澎湃之处——神经科学如何掀起变革，从业者如何仍能与患者保持个人联系。那一年毕业的医学生与培训项目匹配的结果出来后，我很激动地看到他最终选择了精神病学，来到了哥伦比亚大学。但在第一年住院培训中途，他开始重新考虑自己的专业选择，并告诉我们的培训主任，他想转到神经学系。

我立即安排和他见了一面。他告诉我，研究精神疾病这一独一无二的挑战让他很着迷，但精神病学的临床实践让他很失望。“我们仍然根据症状进行诊断，并通过观察患者来评估治疗的有效性，而不是依靠实验室的测量设备，”莫辛感叹道，“我想要的感觉是，我真的明白患者为什么生病，我们的治疗是如何在他们的大脑中起作用的。”

我怎么反驳他呢？莫辛的担忧——这与威廉·格里辛格和汤姆·英瑟尔的主张不谋而合——是完全合理的。但我解释说，我们虽然仍在努力弥合心理结构和神经生物学机制之间的鸿沟，但是完全有可能兼收并蓄，就像埃里克·坎德尔、肯·肯德勒等世界级精

神病学研究者所做的那样。21 世纪最激动人心的精神病学研究与 300
神经科学息息相关，如今行业内的佼佼者都有一些生物学或神经学培训背景。与此同时，心理疗法仍在稳步发展。对抗抑郁症最有效的疗法之一——认知行为疗法——最近被精神动力学先驱亚伦·贝克改良，用于治疗精神分裂症的阴性症状[1]。这在任何年龄都是一个非凡的成就，但对 90 多岁的不知疲倦的研究者来说尤其惊人。

我告诉艾哈迈德，他这一代将最终弥合心理动力学和生物学机制之间的鸿沟——他有能力，有热情，完全可以做开路先锋。现在，莫辛是我们最优秀的精神病学学员之一，正在进行一个关于精神疾病病理生理学的创新项目。具有讽刺意味的是，尽管他一直专注于神经科学研究，但他已经证明自己是一位最具同情心、技巧最熟练的心理治疗师，拥有与患者沟通的真正诀窍。在我看来，他是 21 世纪的精神病学家。莫辛·艾哈迈德不再是一名隔离医生、缩头人、开药机器或秉持还原论的神经学家，他已经成了一名富有同情心、视角多元化的精神科医生。

从《惊魂记》到《乌云背后的幸福线》

现在的精神病学领域已经获得了可以有效管理精神疾病的科学知识和临床能力，也在吸引一些最优秀、最聪明的人才进入该专

1 正常功能降低或缺失所造成的精神病理学或神经病学表现，如言语贫乏、注意缺陷、情感迟钝、情感淡漠和社会性退缩。

业。于是，改变流行文化和社会对精神病学和精神疾病的态度已经成为最后，或许也是最具挑战性的任务。

好莱坞关于杀人狂的刻板形象最早是由阿尔弗雷德·希区柯
301 克执导的电影《惊魂记》（1960）烙印在公众脑海中的。主人公诺曼·贝茨是一名精神错乱的汽车旅馆老板，穿着母亲的衣服，残忍地杀害旅客。不用说，这种虚构的狂野形象极大地夸大了临床现实。但是，继《惊魂记》获得商业成功之后，大荧幕上涌现出了一大批精神失常的凶手，从《月光光心慌慌》中的迈克尔·迈尔斯到《猛鬼街》中的弗莱迪·克鲁格，再到《电锯惊魂》中的"竖锯"。

长期以来，电影业将精神科医生等精神健康工作者刻画成古怪、无知或残酷的形象，这种传统始于描绘恐怖疯人院的《惊吓疗法》（1946）和《蛇穴》（1948）等电影，一路延续到《飞越疯人院》、《沉默的羔羊》（刻画了一名善于操控、傲慢的精神病院院长）、《移魂女郎》（刻画了一家精神病院的未成年女性病房，其工作人员对患者的真正问题视而不见）、《鬼影人》（刻画了一家可怕的精神病院，院长凶残、有虐待狂倾向）、《禁闭岛》（刻画了一家恐怖的精神病院，工作人员善于操控、傲慢且暴力）、《副作用》（刻画了善于摆布他人的精神科医生和贪婪的精神药物企业），甚至《终结者 2》（精神病院工作人员被刻画成冷漠而愚蠢，而非有同情心、有能力的形象）。

但近年来，好莱坞开始展示精神疾病的另一面。朗·霍华德执导的《美丽心灵》讲述了经济学家约翰·纳什的动人故事，他患有严重的精神分裂症，却最终赢得了诺贝尔奖。另一个例子是热门剧集《国土安全》，该剧的主角是一位优秀的中情局分析员（克莱尔·丹尼斯饰），她患有躁郁症，她姐姐是一位聪明、体贴的精神科医生，对她关爱有加。除了引人入胜的情节和出色的表演，这部剧集还有一个值得称道之处：它真实而准确地刻画了主角的精神障碍所产生的影响，以及治疗带来的效果，同时表明，精神疾病不一 302
定会阻碍一个人取得极高的专业成就。

《乌云背后的幸福线》曾提名奥斯卡最佳影片，以真实的笔触刻画了两个打动人心的精神障碍患者的角色。他们过着有意义的生活，不被疾病定义，疾病不过是他们生活中的一部分。詹妮弗·劳伦斯凭借该片获得奥斯卡最佳女主角，她在领奖台上表示："如果你有哮喘，你会服用哮喘药。如果你有糖尿病，你会服用糖尿病药。但一旦你不得不因为大脑开始服药，你立刻就会被贴上污名化的标签。"

劳伦斯的搭档布拉德利·库珀在片中饰演了一名经历过严重躁郁症后重新找回平衡的年轻人，并在出演该片后成了一名精神疾病患者权益的倡导者。2013 年，在白宫举行的精神健康大会上，我问库珀是什么激励他开始为精神疾病发声，我永远不会忘记他的回答。"参与这部电影让我意识到，我读中学时认识的一位患有精神疾病的老朋友一直在经历些什么，我很羞愧没有支持他、理解他，我那时无知且冷漠。这部电影让我开始思考，还有多少人和我一样对此一无所知，而我可以帮助提高公众对精神疾病的认识，就像电影提高了我的认识一样。"

女演员格伦·克洛斯的转变反映了好莱坞对精神疾病的态度的转变。25 年前，她在《致命诱惑》中贡献了引人入胜的表演，饰演了一名杀害宠物、有杀人倾向的边缘型人格障碍患者。如今，克洛斯已成为娱乐圈中的头号精神疾病代言人。她创立了非营利组织“改变心灵”，其使命是“终结围绕精神疾病的污名和歧视”。克洛
303 斯走遍全国，向人们介绍精神疾病的研究和治疗。她的动力来自家人：她的妹妹杰西患有躁郁症，侄子卡伦患有分裂情感性障碍。

现在，许多名人愿意公开谈论关于精神疾病的个人经历。超级畅销书作家丹妮尔·斯蒂尔成立了一个基金会来纪念她的儿子尼克·特雷纳，他在与躁郁症斗争后自杀了。脱口秀主持人迪克·卡维特和《60 分钟》节目主持人迈克·华莱士勇敢地讲述了他们与抑郁症的斗争。凯瑟琳·泽塔-琼斯透露她因躁郁症住院治疗。总统候选人迈克尔·杜卡基斯的妻子基蒂·杜卡基斯写了一本书，讲述了 ECT 在控制抑郁症方面救命的作用。

由于简·波利自己的经历和她为精神疾病的公开发声，我有幸认识了她。简·波利是《今日秀》前主持人，在她的《空中文字》《生命在召唤》两本书中写到了躁郁症在她的生活中所扮演的角色。她回忆说，她在印第安纳州的一个小镇长大，那里没人了解精神疾病，更不用说谈论它了。因此，她对自己频繁的情绪变化从未多加思索，直到 51 岁时，在服用了一个疗程的类固醇药物强的松后，药物触发了严重的躁狂发作，她被送进了精神病院。这次意外的住院经历终于让简开始正视家族中被压抑的情绪障碍病史——她也意识到，自己多年来一直有躁郁症症状，只是自己不知情。简本来可以继续保密，但她勇敢地决定公开谈论病情。

其他名人只有在身患精神疾病之后，才激发了公众对精神疾病

污名化的讨论。罗宾·威廉斯是他那一代最才华横溢的喜剧演员之一，以充满激情、活力的幽默风格而闻名。罗宾在 63 岁那年试图割手腕，然后他在卧室用皮带上吊自杀了。粉丝们震惊地发现，一 304
个为世界带来了如此多欢乐和热情的人，竟然一生中大部分时间都在与严重的抑郁症做斗争。尽管他的自杀悲剧是无法估量的损失，但至少让人欣慰的是，大多数媒体报道都邀请了精神健康专业人士深入分析这种显而易见的悖论：一个看似如此受人喜爱的人，竟同时觉得没什么值得他活下去。

另外一个迹象也表明对精神疾病的文化态度正日渐变化：美国最著名的政治家族的后人已经成为精神疾病的热情发言人。帕特里克·约瑟夫·肯尼迪是马萨诸塞州参议员爱德华·肯尼迪的幼子，约翰·F. 肯尼迪总统的侄子。1988 年，年仅 21 岁的帕特里克当选罗得岛州众议院议员，他于 1994 年当选国会议员，是肯尼迪家族中最年轻的政治家。

2006 年，我在朋友家的募捐活动上初次见到帕特里克。尽管当时他仍然在国会任职，但是有关酗酒和情绪不稳定的事迹已经让他出色的立法工作暗淡无光。刚过去的 5 月，他驾车撞上了国会山的路障。不久后，他前往梅奥诊所戒酒和康复。当我见到他时，尽管他展现出健谈、亲民的政治形象，但他似乎有点颤抖、语无伦次——我猜想这些状况是躁郁症的症状。

五年后，我在哥伦比亚特区的一次精神健康护理会议上再次遇到了帕特里克，他看起来大不相同，令我印象深刻。他沉着，专注，敏捷。我问起他的显著变化，他解释说他接受了针对躁郁症和

物质滥用的有效治疗，现在过上了健康的生活，感觉很棒。一年
305 后，我在纽约参加了他的订婚宴。祝酒和贺喜的环节过后，帕特里克把我拉到一边，说他已经决定将倡导关注精神疾病和成瘾问题作为下一阶段的事业。

帕特里克的决定激励了我，次日我下定决心竞选 APA 主席。如果有幸当选，我觉得帕特里克会是一位完美的合作伙伴，他可以和我一道致力于消除精神疾病的污名，向公众普及精神病学。从那时起，我们一起参与了许多与精神病学相关的立法倡议，包括《精神健康平等和成瘾公平法案的最终规则》《患者保护和可负担医疗法案》《精神健康危机家庭帮助法案》。我们还共同努力，向公众传
306 播精神疾病、成瘾和精神卫生的真实情况。帕特里克已经成为最有影响力、口才一流、卓有成就的美国精神卫生宣传大使，也是首位公开、积极面对自身的严重精神疾病的政治家。

除了布莱德利·库珀、格伦·克洛斯和简·波利，艾伦·艾尔达、高蒂·霍恩和阿里安娜·赫芬顿等名人和帕特里克·肯尼迪一样，利用个人的知名度和影响力来提高公众对精神疾病的认识。这是一个良好的开端，但事实上，只有当公众完全相信医学了解精神疾病并能提供有效治疗时，我们才能克服精神疾病的污名。幸运的是，精神病学更了不起的进步即将到来。

前景一片光明

过去 200 年间，精神病学发展史长期停滞不前，偶有突发变

革——遗憾的是，其中许多变革并非向好的变化。但如今，我们进入了科学创新期，迎来了比以往任何时候都更令人眼花缭乱的一系列创新。

遗传学是最有前景的研究领域之一。我们几乎可以确定，没有哪个单独的基因是精神疾病的成因，但通过日益发达的遗传技术，我们逐渐理解，某些基因模式或基因网络是如何带来风险的。这些基因特征有助于更准确地为患者做诊断，也有助于早期识别易患严重精神疾病的人群，从而进行预防性干预。

格伦·克洛斯一家是首例将遗传学应用于精神病学的案例。307
2011 年，她的妹妹杰西和侄子卡伦自愿参与了马萨诸塞州麦克林医院的一项研究，该项目由哈佛大学心理学家黛博拉·列维博士主导。杰西和卡伦的 DNA 遗传分析（运用了类似 ROMA 的方法）结果显示，二人均有一种罕见的遗传变异，导致一种指导合成代谢甘氨酸的酶的基因拷贝数过多，而这种氨基酸与精神障碍有关（因为它有助于调节兴奋性神经递质谷氨酸的活动）。该基因拷贝数过多意味着杰西和卡伦缺乏甘氨酸，因为他们的身体产生了过量的代谢甘氨酸的酶。列维博士给二人补充甘氨酸后，杰西和卡伦的精神症状明显改善了。这就像目睹患者服用阿司匹林后开始退热一样。二人停止服用甘氨酸补剂后，症状就会恶化。

通过基因检测来确定可改善格伦·克洛斯的妹妹和侄子的精神疾病的特定药物，这是将个性化医疗应用于精神病学的最早尝试之一，有望掀起精神疾病诊断和治疗的变革。

我相信，有效的精神疾病诊断测试指日可待。在协助诊断和选择治疗方案方面，除了近期基因检测方面的进展，还有几种技术大有前景，比如电生理学（建立类似心电图的大脑活动测试）、血清学（可产生类似胆固醇或前列腺特异性抗原测试的血液测试）和脑成像学（运用 MRI 和 PET 技术检测标志性的脑结构和脑活动）。FDA 最近批准了将 PET 检测试用于阿尔茨海默病诊断，我们很快有望运用脑成像技术辅助自闭症诊断。这样一来，我们就可以通过
308 经科学证实的脑成像技术来诊断精神疾病，而不是丹尼尔·亚蒙站不住脚的所谓基于 SPECT（单光子发射计算机断层扫描）的诊断。

其他许多领域也在精神疾病治疗方面取得了进展。能够更精确地以特定方式作用于大脑特定部位的新药正在开发之中。治疗前进行基因检测可以让精神科医生为患者量身定制药物治疗方案。脑刺激疗法（起源于 ECT 的一种治疗形式）也进展显著。研究人员设计出了两种比 ECT 的侵入性小得多的脑刺激新形式，分别称为经颅磁刺激（TMS）和经颅直流电刺激（TDCS），两者的侵入性均低于 ECT。这两种疗法使用磁场或微弱的电流在特定位置刺激或抑制大脑活动，而不引起痉挛，二者都是不需要实施麻醉的无创疗法。它们可针对性地应用于科学家认为引起精神病、抑郁症和焦虑症等病症的特定大脑部位。

对药物或其他形式脑刺激不起作用的最严重、最难治的精神疾病来说，脑深部电刺激疗法（DBS）为患者带来了新的希望。DBS 需要通过外科手术将电极精确植入特定的神经结构中。虽然这个过程有高度侵入性，而且需要接受神经外科手术，但作为万不得已的最后一招，该治疗手段已成功应用于重度强迫症和抑郁症，以及帕

金森病和扭转性肌张力障碍等神经性疾病。

心理疗法研究中有一个令人振奋的方向是研究大脑软件的认知神经科学。这项研究逐渐揭开通过谈话疗法可以改变的心理功能，以及**不适合**谈话疗法的心理功能的神经基础。换句话说，我们开始了解在心理疗法中起作用的具体神经生物学过程，有望利用这一知识来改进心理疗法技术，同时将心理疗法很可能作用不大的病症排除在应用范围之外。

还有一些研究人员正在尝试将特定药物与谈话疗法结合起来， 309
以增强疗效。抗抑郁药、抗精神病药和抗焦虑药常用于缓解患者症状，便于患者从谈话疗法中受益（你如果处于精神错乱、严重抑郁或极度焦虑的状态，则很难有意义地参与治疗）。促进学习和神经可塑性的药物可以提高心理疗法的有效性，并减少疗法起效所需的谈话次数。

将认知行为疗法与D-环丝氨酸（最初获批用于治疗结核病的一种药物）相结合，就是这种协同效应的一个例子。科学家们发现D-环丝氨酸作用于大脑中的谷氨酸受体，从而增强学习能力。在认知行为疗法中使用D-环丝氨酸似乎可以提升治疗效果。类似的联合药物-心理疗法也已成功应用于治疗强迫症、焦虑障碍和PTSD的患者。

另一个最近的例子来自我的同事、哥伦比亚大学神经学家斯科特·斯莫尔的实验室。斯莫尔发现，从可可豆中提取的黄烷醇浓缩物通过刺激海马体的神经活动，可显著增强与年龄相关的记忆受损者的记忆力。这些营养成分或许可以提供认知康复的新路径。

我们还看到了一系列基于互联网的移动设备应用的兴起，这些应用可以帮助患者保持治疗依从性，提供辅助治疗支持，还可以让患者与精神健康服务提供方保持线上联系。例如，哥伦比亚大学实验精神病理学实验室主任戴维·金海开发了一款移动应用，供精神
310 分裂症患者痛苦时使用。如果病人的幻听加剧，他们可以在智能手机上启动一个认知行为疗法脚本，依据指导来应对症状：

屏幕 1：你现在听到声音了吗？［是 / 否］

屏幕 2：声音有多强？［1—100］

屏幕 3：你想做什么？

1. 放松练习
2. 愉快的活动
3. 探讨原因
4. 什么都不做

屏幕 4.1：放松练习：［按屏幕上的引导进行 45 秒的呼吸练习］

哥伦比亚精神病学系行为医学部的主任理查德·斯隆通过让病人穿戴带有实时传输数据的传感器的设备（从腕带到背心），以监测病人的生物学信号（包括心率、血压、呼吸、温度、肌肉紧张），从而模拟一个人的情绪状态。

人们曾将疯子用锁链束缚住，关在冰冷的石头监狱里，并将他们当作怪物，展示给目瞪口呆的公众，从那段岁月到现在，精神

病学已经走过了漫漫长路。经过一段艰难且时常名声扫地的旅程之后，我所在的行业现在实践着开明、有效的精神健康医学，由此，精神病学事业迎来了最令人满意的时刻：见证临床的胜利。通常，这些胜利不仅缓解了病人的症状，还彻底改变了一个人的生活。

几年前，我有一个像阿比盖尔·艾伯克朗比那样的病人，她因恐慌发作的折磨，已经在家待了20年。一开始，为了见她本人，我不得不给她家里打电话，因为她拒绝离开她在曼哈顿的狭小公寓，那里给她提供了凄凉的安全感。当终于能来我的办公室见我 311
时，她坐在敞开的门旁边，把自行车停在外面，这样她随时都可以离开。如今，她和丈夫一起去远足，和朋友来往，送孩子去上学，她告诉我："我觉得我的世界变大了100倍。"

我治疗过一名55岁的老人，抑郁症几乎笼罩了他的一生，他两次试图自杀。他辞掉过好几份工作，无法维持一段恋爱关系。经过两个月的抗抑郁药物和心理疗法的治疗后，他觉得有一层忧郁的面纱被揭开了，问道："这就是大多数人的感觉吗？大多数人都是这样**生活**的吗？"

我的朋友安德鲁·所罗门在接受有效的治疗之前，也多年受自杀性抑郁症的折磨。他在《正午之魔：抑郁症地图集》中用精彩的语言描述了自己的疾病，这本书入围普利策奖决选名单，还获得了美国国家图书奖。如今，他婚姻幸福，作为作家、活动家和备受尊敬的演说家，拥有非常成功的事业。"如果没有现代精神病学，"所罗门向我保证，"我真的认为我现在可能已经死了。"

就在不久之前，那些患有躁郁症的人（如帕特里克·肯尼迪）

有充分的理由相信，他们的生活将不可避免地走向个人财务状况崩盘、公开遭受羞辱、人际关系破裂的结局。我的另一位好友凯·贾米森在加州大学洛杉矶分校做心理学研究生和资浅教师时，也曾在躁狂发作和抑郁发作之间摇摆不定。她的前景看起来一片暗淡。如今，她是约翰斯·霍普金斯大学精神病学系终身教授，被《时代》周刊评为“医学英雄”和“美国最佳医生”之一。她的作品（包括五本书）广受好评，并为她赢得了圣安德鲁斯大学荣誉文学博士学位。她说精神病学“重建了她的生活”。

312 精神病学中最严重、最可怕的主要疾病，心灵的头等祸害——精神分裂症又如何呢？今天，如果一个人患有精神分裂症这种最致命的精神病，来到大型医疗中心的精神科，充分利用其已有的条件接受优质治疗，并坚持下来，那么在她出院后，最有可能的结果是恢复健康，重获独立生活的能力，继续学业或工作。想想我的朋友艾琳·萨克斯吧。

她在迈阿密一个中上阶层家庭长大，享受着父母的爱和仿若出自诺曼·洛克威尔[1]笔下的阳光而舒适的童年。虽然回想起来，可能有一些关于她的精神疾病的线索：八岁时，除非她所有的鞋子和书籍都以一种精确而固定的顺序被小心摆放好，否则她不肯睡觉；她经常用东西盖住头，因为有个险恶的人潜伏在她的卧室窗户外面。任何来到萨克斯家的人都会觉得她是一个快乐、聪明、完全正

1 诺曼·洛克威尔（Norman Rockwell），美国著名插画家，以描绘纯真的儿童闻名。

常的小女孩。直到她升入纳什维尔的范德比尔特大学，她的行为才发生改变。

起初，艾琳的个人卫生情况变糟了。她不再定期洗澡，经常每天都穿同样的衣服，直到她的朋友告诉她该换了。从那以后，她的举止变得十分令人担忧。有一次，她把一个从迈阿密来看她的朋友抛在脑后，毫无理由地从宿舍里逃了出来，不顾寒冷，在宿舍区周围跑来冲去，头上挥舞着毯子，向所有人宣称自己会飞。然而，这些不祥的迹象并没有促使她接受治疗，也没有阻止她以年级毕业生代表的身份毕业，并获得马歇尔奖学金，进入英国牛津大学学习。

在英国，她第一次经历了精神崩溃。在获奖之作《核心崩解： 313
我穿越疯狂的旅程》中，她描述了这次崩溃："我睡不着，脑子里来来回回都是这句话：我一团糟，我应该去死。我是一坨屎，我应该去死。我是一坨屎，我应该去死。时间停止了。到了半夜，我确信白天再也不会来了。关于死亡的想法把我包围。"

1983 年，她被诊断患有精神分裂症并住院，主要接受谈话治疗。没有用药。

出院后，她尽力完成了在牛津大学的学业，甚至被耶鲁大学法学院录取，但她的病情恶化了。在纽黑文，艾琳开始相信人们在阅读她的思想，并试图控制她的动作和行为。另外，她的想法混乱又奇怪，前言不搭后语。一天下午，艾琳拜访了她的教授的办公室，那是一位聪明、有趣的女性，与大学签订的是聘用合同。艾琳喜欢这位教授，并将她理想化，因为"她是上帝，我将沐浴在她上帝般的光芒中"。到达时，艾琳看起来很奇怪，教授表达了自己的担忧，并建议艾琳在办公室一完成工作就和她一起回家。艾琳很高兴，立刻跳了起来，爬到了窗台上。她摇晃着双脚，开始唱贝多芬的《欢乐颂》。艾琳再次住院，这次入院违背了她的意愿，医生对她进行了身体约束和强制用药。

艾琳告诉我，这是她一生中最糟糕的经历，那一刻她彻底意识到自己得了精神疾病——无法治愈的、无休无止的、摧人心智的精神分裂症。她确信自己永远不会过上正常的生活。“我认为我需要缩小梦想的范围，”她说，“有时我只想去死。”但在纽黑文，
314 她遇到了一位多元化的精神科医生（她在回忆录里称其“怀特医生”）——一位认同精神药物疗效的弗洛伊德派精神分析师。他日复一日地一边与她交谈，一边等待她服用的药物起效，坚持不懈地医治她，给她带来了秩序感和希望。这位分析师最终给她开了氯氮平——一种疗效卓著的新型抗精神病药物，于 1989 年在美国获批使用。

在怀特医生的鼓励下，艾琳决定不让所患疾病决定她的命运。她开始尽她所能地学习精神分裂症的相关知识，并积极参与所有的治疗。不久后，她恢复了正常功能，再次过着清醒的生活。她相信，她的家人和丈夫给她的坚定的爱与支持，对她的成功至关重要。在见过他们之后，我完全认同这一点。

在挚爱之人和多元化精神病学的支持下，艾琳作为一名法学学者、精神健康倡导者和作家，在职业生涯上获得了非凡的成功。如今，她是南加州大学法学院法律、心理学、精神病学和行为科学专业的副主任和教授。她获得了麦克阿瑟天才奖，最近还发表了

TED[1] 演讲，敦促人们同情精神疾病患者，她认识到了人的同理心在自己康复中的重要性，并写出了畅销书。

艾琳·萨克斯、凯·贾米森和安德鲁·所罗门收获的不仅是症状的缓解，在有效、科学、富于同情和关怀的帮助下，他们还得以在自己的内心发现全新的身份。放在一个世纪前，这简直是一个不可能实现的梦想，甚至在 30 年前我开始医疗生涯之时也不是常态。今天，康复不仅是可能的，而且是意料之中的。自主而充实的生活是所有精神疾病患者的目标。

尽管我们的社会在理解精神疾病和精神病学上已经取得了这些 315
可喜的进展，但我不敢妄想精神病学过去的幽灵已经消失了，或者我的专业已经摆脱了怀疑和嘲笑。相反，我相信精神病学在漫长而动荡的旅程后，来到了其演变史上一个有利的关键节点——这是值得庆祝的时刻，但也是一个思考前路的机会。我想起 1942 年，英国在阿拉曼战役中取得盼望已久的胜利之后，温斯顿·丘吉尔发表的著名宣言。此前一系列的失利让军队士气低落，而那场战役是二战期间盟军打赢的首场大型战役。那一刻，丘吉尔向世界宣布："这场战役不是战争的结束，甚至不是战争结束阶段的开始，而可能是战争开始阶段的结束。"

1 TED，一个闻名世界的演讲与知识分享平台。

后记

316 当我听说埃琳娜·康威的父母在她成功从精神分裂症中康复后，没有让她接受我们为她制定的治疗方案时，我怀疑我可能会再次听到他们的消息。如果不继续治疗，她的精神分裂症几乎不可避免地会复发。与此同时，我也担心，如果康威夫妇坚持否认精神疾病，以及精神病学的必要性，我将永远不会知晓埃琳娜的命运。幸运的是，我确实知道了埃琳娜的后续经历，她的故事有一个圆满的结局。

在我写完这本书后不久，当我和手下的一名医生一起回顾一些病例时，我问她是否知道埃琳娜怎么样了——她在埃琳娜出院后负责她的门诊治疗。她确实知道。可以预见的是，在父母停止治疗将近一年后，埃琳娜本来有所缓解的症状又出现了。康威夫妇又一次尝试了非药物疗法——还是毫无效果。但后来，很幸运的是，他们打电话向我的同事求助。她了解康威夫妇对传统精神病学疗法的态度，便推荐了一家乡村疗养院。那个机构以整体性原则为指导，但也采用治疗精神疾病的医学方法，并聘请了一位具有科学思维的精神科医生给病人开具所有必要的药物。

317 该机构重视整体性，他们的女儿在那儿将得到全天候照顾，这让康威夫妇感到欣慰，他们将埃琳娜送了过去。她接受了各种心理和康复性疗法，以及抗精神病药物治疗，同时生活在一个美丽的田园环境中。在接下来的六个月里，她的症状逐渐减轻，直到完全康复。随后，她回到家中，在纽约当地的一所大学重拾学业，继续接受治疗。最终，她选择了雕塑专业，并嫁给了一家小型艺术画廊的老板，她在询问是否可以展出她的一件作品时遇到了他。我的同事最后听到的消息是，埃琳娜婚姻幸福，追求着艺术事业。

所以，我希望这本书至少能让你相信一点：一个患有精神疾病的人，即使是像埃琳娜这样最严重的精神疾病患者，在现代医学的帮助下，也能够康复，并过上充实的生活。

在过去，精神科医生对精神疾病知之甚少，几乎无法帮助病人，而今天，针对精神疾病的医疗可以改变生活，往往挽救生命，但其面前最大的障碍是污名和忽视。显然，关于精神疾病的本质，我们还有很多需要了解，我们需要更好、更安全的治疗方法，以及终极的治愈。不过，我们现在已拥有战胜精神疾病的资源、知识和疗法，但仍然需要改变态度、消除污名，并为所有有需要的人提供科学的、循证的精神卫生护理。

致谢

318 回望漫漫人生和职业生涯，我有幸得到了许多指导和支持。写这本书亦是如此。我最感激的是我的父母——霍华德和露丝，他们对我的爱和影响塑造了我的价值观、道德观、世界观；还有我的妻子——罗斯玛丽，以及儿子——乔纳森和杰里米，他们让我的人生斑斓多姿，支持我的事业，也对我长期因沉迷工作（也就是所谓"工作狂"）而缺席家庭生活表示理解。

我最初认真考虑写这本书时，我的好朋友、普林斯顿大学政治经济学和国际关系教授吉姆·希恩帮我从一堆零散的想法中梳理出了故事的核心，还建议我去拜访哥伦比亚大学研究员、肿瘤学家悉达多·穆克吉。穆克吉友好地和我聊了一个小时，我颇受启发。我参考了他的普利策奖获奖作品《众病之王：癌症传》，以此为范本，并从中汲取了灵感。

有了计划后，我向一些优秀的作家朋友寻求建议。凯·贾米森、奥利弗·萨克斯和安德鲁·所罗门给了我很多鼓励，指导了内
319 容构思，还帮助我了解出版界情况和出版流程。作为一位面向公众写作的精神病学家，彼得·克莱默给了我有益的建议。

我要感谢我的朋友、邻居珍妮弗·韦斯，她是圣马丁出版社

的编辑，介绍我认识了我的出版经纪人：罗斯–尤恩经纪公司的盖尔·罗斯。盖尔采纳了我的构思，巧妙地将它打造成了一个读者更容易接受的样子。韦斯还介绍我认识了奥吉·奥加斯，奥加斯是一位神经学家，在写作方面很有经验。接下来的一年半时间里，奥吉和我紧密合作，我俩就像连体婴一样，一起构思故事、创作手稿。无疑，奥吉在本书的创作过程中持之以恒地做出了宝贵贡献，特别值得一提的是，他甚至说服未婚妻推迟了二人的蜜月，这样我们就可以一起准时完成书稿。

在调研过程中，许多同事慷慨地抽出时间，向我提供了宝贵的信息。他们包括艾奥瓦大学著名精神病学研究者南希·安德里亚森教授；CBT 创始人、宾夕法尼亚大学精神病学荣誉教授亚伦·贝克；DSM-Ⅲ主席、哥伦比亚大学精神病学荣誉教授鲍勃·斯皮策，以及他的妻子、DSM-Ⅲ工作组成员珍妮特·威廉斯，他们回忆了制定 DSM 的经历，讲述了精神病学的演变历程；曾与斯皮策共事并参与制定多版 DSM 的哥伦比亚大学教师简·恩迪科特和迈克尔·费斯特；美国国家精神卫生研究所分子影像主任、杰出科学家罗伯特·因尼斯就影像学对精神病学的影响提供了建议；精神病学家、社会活动家、作家、哥伦比亚大学教师罗伯特·利夫顿分享了他在越战时代的经历以及与哈伊姆·沙坦合作的情况；康奈尔医学院前院长、著名精神病学家、精神分析学者鲍勃·米切尔斯全面地 320
介绍了精神分析在美国精神病学中的发展轨迹；哥伦比亚特区圣伊丽莎白医院前精神科主任、APA 长期领导人罗杰·皮尔是著名反传统先锋，他分享了他亲身经历 DSM-Ⅲ通过的故事；APA 前研究主任、DSM-Ⅳ副主席哈罗德·平库斯为我提供了有关APA和DSM的重要见解；著名精神病流行病学家、哥伦比亚大学精神病学教授默娜·魏斯曼讲述了她和已故的丈夫杰瑞·克莱曼开发人际心理疗法的过程。知名进食障碍研究者蒂姆·沃尔什为书稿的部分内容提供了反馈。APA与DSM-5工作组的联络员格伦·马丁帮我回忆了手册制定过程中的事件与时间。我的朋友、临床心理学家布里吉特·洛克从从业者的角度，为部分书稿提供了有用的反馈。我的朋友、同事，因斯布鲁克大学生物精神病学主任沃尔夫冈·弗莱舍哈克向我介绍了德国和奥地利精神病学的发展史，并帮我把关键的德文文献翻译成了英文。

汉娜·戴克的学术著作《DSM-Ⅲ的形成：诊断手册征服美国精神病学》提供了宝贵的信息来源。

四位权威人士慷慨拨冗，审阅了好几版书稿的大部分章节，并提供了详细的意见。安德鲁·所罗门在较早的一版书稿中给出了有说服力、振奋人心的反馈，正是他的意见让这本书走上了正轨。享
321 有盛誉的科学家、作家、诺贝尔奖得主、哥伦比亚大学教授埃里克·坎德尔和我多次探讨了精神病学的过往和现状，给我提供了相关资料，还对部分内容提出了宝贵意见。研究员、作家、公共评论家、精神疾病患者权益倡导者富勒·托雷以及著名遗传学家、学者、弗吉尼亚联邦大学精神病学教授肯·肯德勒花费大量时间，近乎审阅了全稿，并提供了详细的反馈。

我还要感谢科普作家彼得·哲特林，他在促成本书诞生的一个早期项目中给了我帮助，还有哥伦比亚大学新闻学院教师、记者

斯蒂芬·弗里德，他为如何面向非专业读者有效写作提供了宝贵建议。

感谢迈克尔·艾维顿和安妮特·斯旺斯特罗姆为本书拍摄和提供的照片。感谢伊冯娜·科尔和乔丹·德维尔德提供了研究援助。感谢伊冯娜和莫妮卡·加勒戈斯帮忙获取了书中的照片及使用许可。此外，或许最重要的一点是，苏珊·帕尔莫和莫妮卡·加莱戈斯积极管理我的日程，帮我留出了写作本书的时间。

当我和经纪人首次接触有意向的出版商时，我的编辑特蕾西·贝哈（还有出版人里根·亚瑟）反应十分热烈，她预先让我们联系上了利特尔与布朗出版社。在本书的出版过程中，特蕾西和她的助手琼·加尼特凭借丰富的技巧和经验指导我们。他们及时提供了敏锐的反馈及建议，帮助我们将这本书的形式和篇幅打磨成了最终版的样子。

最后，我要感谢我的老师、导师、精神病学和科学界同仁，以及全体精神健康工作者，感谢他们教给我的一切和我经历的一切，感谢他们为探索精神疾病研究、改善精神疾病护理所做出的不懈努力。和所有我们曾经共同奋斗的事业一样，我写这本书的动机是希望改善精神疾病患者的生活。感谢我的患者（和未来的患者），感谢你们给予我的引导，感谢你们为我的人生赋予了使命。

文献来源和补充阅读

Adler, A. *The Neurotic Constitution.* Translated by J. E. Lind and B. Glueck. New York: Moffat, Yard and Company, 1917.

Amen, D. G. *Change Your Brain, Change Your Life: The Breakthrough Program for Conquering Anxiety, Depression, Obsessiveness, Anger, and Impulsiveness.* New York: Three Rivers Press, 1998.

American Psychiatric Association. *Diagnostic and Statistical Manual of Mental Disorders: DSM–5.* 5th Edition. Washington, DC: American Psychiatric Publishing, 2013.

——. *The Statistical Manual for the Use of Institutions for the Insane, 1918.* New York: State Hospitals Press, 1942.

Beck, J. S., and A. T. Beck. *Cognitive Behavior Therapy, Second Edition: Basics and Beyond.* New York: The Guilford Press, 2011.

Boiler, F., and G. D. Barba. "The Evolution of Psychiatry and Neurology: Two Disciplines Divided by a Common Goal?" In *Current Clinical Neurology: Psychiatry for Neurologists,* edited by D. V. Jeste and J. H. Friedman, 11–15. Totowa, NJ: Humana Press, 2006.

Brown, H. G. *Sex and the Single Girl: The Unmarried Woman's Guide to Men,* 1962. New York: Open Road Media, 2012.

Campbell, J. *The Hero with a Thousand Faces.* 3rd edition. Novato, CA: New World Library, 2008.

Castaneda, C. *The Teachings of Don Juan: A Yaqui Way of Knowledge.* Berkeley, CA: University of California Press, 1998.

Centonze, D., A. Siracusano, P. Calabresi, and G. Bernardi. "The 'Project for a Scientific Psychology' (1895): A Freudian Anticipation of LTP-Memory Connection Theory." *Brain Research Reviews* 46 (2004): 310–314.

Clarke, C. A., and P. M. Sheppard. "Lessons of the 'Pink Spots.'" *British Medical Journal* 1 (1967): 382–383.

Darwin, C. *On the Origin of Species by Means of Natural Selection.* London: John Murray Albemarle Street Publishers, 1859.

Decker, H. S. *The Making of DSM–Ⅲ: A Diagnostic Manual's Conquest of American Psychiatry.* New York: Oxford University Press, 2013.

Diagnostic and Statistical Manual of Mental Illness. American Psychiatric Association Task Force on Nomenclature and Statistics. Washington, DC: American Psychiatric Publishing, 1952.

Dickstein, L.J., M. B. Riba, and J. M. Oldham, eds. *American Psychiatric Press Review of Psychiatry.* Washington, DC: American Psychiatric Press, 1997.

Dukakis, K. D. *Shock: The Healing Power of Electroconvulsive Therapy.* New York: Avery Publishing Group, 2006.

Ellenberger, H. *The Discovery of the Unconscious: The History and Evolution of Dynamic Psychiatry.* New York: Basic Books, Perseus Books Group, 1970.

Ellman, G. L., R. T. Jones, and R. C. Rychert. "Mauve Spot and Schizophrenia." *American Journal of Psychiatry* 125 (1968): 849–851.

Endler, J. A. "Gene Flow and Population Differentiation." *Science* 179 (1973): 243—250.

Feighner, J. P., E. Robins, S. B. Guze, A. Woodruff Jr., G. Winokur, and R. Munoz. "Diagnostic Criteria from the Saint Louis School (Missouri-

USA)." *Archives of General Psychiatry* 26, no. 1 (1972): 57–63.

Feuchtersleben, E. von. *Principles of Medical Psychology.* London: Sydenham Society, 1847.

Frances, A. *Saving Normal: An Insider's Revolt Against Out-of-Control Psychiatric Diagnosis, DSM–5, Big Pharma and the Medicalization of Ordinary Life.* New York: HarperCollins, 2013.

Freedman, A. M., and H. I. Kaplan. *The Comprehensive Textbook of Psychiatry.* Baltimore, MD: Williams and Wilkins, 1967.

Freud, S. *Introductory Lectures on Psychoanalysis.* New York: Edward L. Bernays, Inc., 1920.

——. *Project for a Scientific Psychology.* In *The Complete Letters of Sigmund Freud to Wilhelm Fliess, 1887–1904.* Edited and translated by J. M. Masson. Cambridge, MA: Belknap Press of Harvard University Press, 1985.

——. *The Future of an Illusion.* Translated by G. C. Richter. Peterborough, Ontario, Canada: Broadview Press, 2012.

——. *The Interpretation of Dreams.* New York: The Macmillan Company, 1913.

——. *Totem and Taboo.* Translated by A. A. Brill. New York: Moffat, Yard and Company, 1918.

Gay, Peter. *Freud: A Life for Our Time.* New York: W. W. Norton and Company, 1988.

Goffman E. *Asylums.* New York: Doubleday and Company, 1961.

Gorwitz, K. "Census Enumeration of the Mentally Ill and the Mentally Retarded in the Nineteenth Century." *Health Service Report* 89, no. 2(1974): 180–187.

Houts, A. C. "Fifty Years of Psychiatric Nomenclature: Reflections on the 1943 War Department Technical Bulletin, Medical 203." *Journal of*

Clinical Psychology 56, no. 7 (2000): 953–967.

Hurn, J. D. "The History of General Paralysis of the Insane in Britain, 1830 to 1950." PhD diss., University of London, 1998.

Huxley, A. *The Doors of Perception: And Heaven and Hell.* New York: Vintage Classic, 2004.

Hyman, S. E., and E. J. Nestler. *The Molecular Foundations of Psychiatry.* Washington DC: American Psychiatric Press,1993.

James, W. *The Varieties of Religious Experience.* Rockville, MD: Manor, 2008.

Jamison, K. R. *An Unquiet Mind: A Memoir of Moods and Madness.* New York: Vintage Books,1996.

Jones, E., and S. Wessely. *Shell Shock to PTSD: Military Psychiatry from 1900 to the Gulf War,* Maudsley Monographs #47. Hove, UK, and New York: Psychology Press, 2005.

Jung, C. G. *Studies in Word-Association.* Translated by M. D. Eder. New York: Moffat, Yard and Company, 1919.

Kandel, E. R. "Psychotherapy and the Single Synapse: The Impact of Psychiatric Thought on Neurobiological Research." *New England Journal of Medicine* 301, no. 19 (1979):1028–1037.

. *The Molecular Biology of Memory Storage: A Dialogue Between Genes and Synapses.* Monograph Reprint. *Les Prix Nobel 2000.* Stockholm, Sweden: Norstedts Tryckeri, 2001.

——. *Psychiatry, Psychoanalysis, and the New Biology of Mind.* Washington, DC: American Psychiatric Publishing, 2005.

——. *In Search of Memory: The Emergence of a New Science Mind.* New York: W. W. Norton & Company, 2006.

Kendler, K. S. "The Structure of Psychiatric Science." *American Journal of Psychiatry* 171, no.9 (September 2014): 931–938.

Kraepelin, E. *Compendium der Psychiatrie.* Leipzig, Germany: Verlag von Ambr. Abel, 1983.

Kramer, P. D. *Listening to Prozac: A Psychiatrist Explores Antidepressant Drugs and the Remaking of the Self.* New York: Viking Penguin, 1993.

Lidz, T. *The Origin and Treatment of Schizophrenic Disorders.* New York: Basic Books, 1973.

Lifton, R. J. *Death in Life: Survivors of Hiroshima.* New York: Random House, 1968.

Linehan, M. M. *Skills Training Manual for Treating Borderline Personality Disorder.* New York: The Guilford Press, 1993.

Makari, G. *Revolution in Mind: The Creation of Psychoanalysis.* New York: HarperCollins, 2008.

Menninger, K. A. *The Vital Balance: The Life Process in Mental Health and Illness, 1963.* New York: Penguin Books, 1977.

——. "War Department Bulletin, *Medical 203*—Office of the Surgeon General, Army Service Forces: Nomenclature of Psychiatric Disorders and Reactions, 1943." *Journal of Clinical Psychology* 56, no. 7 (2000): 925–934.

Mesmer, F. A. *Dissertation on the Discovery of Animal Magnetism, 1779. Mesmerism: Being the Discovery of Animal Magnetism.* Translated by J. Bouleur. Lynnwood, WA: Holmes Publishing Group, 2005 (rev. ed.).

Michels, R. "Giants of Psychiatry." *American Board of Psychiatry and Neurology 75th Anniversary Celebration.* Lecture presented to the American Board of Psychiatry and Neurology (ABPN), September 26, 2009.

——. "Psychiatry and Psychoanalysis in the United States." *Philosophical Issues in Psychiatry III: The Nature and Sources of Historical Change.* Lecture conducted from University of Copenhagen, Denmark, May 10,

2013.

Nabokov, V. *Strong Opinions,* 1st Vintage International Edition. New York: Random House, 1990.

Noguchi, H., and J. W. Moore. "A Demonstration of Treponema Pallidum in the Brain in Cases of General Paralysis." *Journal of General Physiology* 17, no. 2 (1913): 232–238.

Oldham, J. M., and M. B. Riba, eds. *American Psychiatric Press Review of Psychiatry.* Vol. 13. Washington, DC: American Psychiatric Publishing, 1994.

Pauley, J. *Skywriting: A Life Out of the Blue.* New York: Ballantine Books, 2005.

Platt, M. *Storming the Gates of Bedlam: How Dr. Nathan Kline Transformed the Treatment of Mental Illness.* Dumont, NJ: DePew Publishing, 2012.

Porter, R. *The Greatest Benefit to Mankind: A Medical History of Humanity.* New York: W. W. Norton & Company, 1999.

——. *Madness: A Brief History.* New York: Oxford University Press, 2002.

Protsch, R., and R. Berger. "Earliest Radiocarbon Dates for Domesticated Animals." *Science* 179 (1973): 235–239.

Rank, O. *The Trauma of Birth.* New York: Courier Dover Publications, 1929.

Reich, W. *The Function of the Orgasm: The Discovery of the Orgone.* V1. Rangeley, ME: The Orgone Institute Press, 1942.

Rollnick, S., W. R. Miller, and C. C. Butler. *Motivational Interviewing in Health Care: Helping Patients Change Behavior.* New York: The Guilford Press, 2008.

Rosenhan, D. L. "On Being Sane in Insane Places." *Science* 179 (January 1973): 250–258.

Rossner, J. *Looking for Mr. Goodbar.* New York: Washington Square Press, 1975.

Rush, B. *Medical Inquiries and Observations Upon the Diseases of the Mind.* Vols. 1–4. 2nd ed. Philadelphia: J. Conrad and Company, 1805.

Sacks, O. *Musicophilia: Tales of Music and the Brain.* New York: Alfred A. Knopf, 2007.

Saks, E. R. *The Center Cannot Hold: My Journey Through Madness.* New York: Hyperion Press, Hachette Publishing Group, 2007.

Scott, W. "PTSD in *DSM-III*. A Case in the Politics of Diagnosis and Disease." *Social Problems* 37, no.3 (1990): 294–310.

Shephard, B. *A War of Nerves: Soldiers and Psychiatrists in the Twentieth Century.* Cambridge, MA: Harvard University Press, 2001.

Shorter, E. *A History of Psychiatry: From the Era of the Asylum to the Age of Prozac.* New York: John Wiley & Sons, 1997.

——. *A Historical Dictionary of Psychiatry.* New York: Oxford University Press, 2005.

Skinner, B. F. *Walden 2.* Indianapolis: Hackett Publishing Company, Inc., 1948.

Solomon, A. *Far from the Tree: Parents, Children and the Search for Identity.* New York: Simon & Schuster, 2012.

——. *The Noonday Demon: An Atlas of Depression.* New York: Scribner, 2003.

Spiegel, A. "The Dictionary of Disorder: How One Man Revolutionized Psychiatry." *The New Yorker,* January 3, 2005.

Steiner, M. A. "PET—the History behind the Technology." Master's thesis, University of Tennessee, Knoxville, TN, 2002.

Szasz, T. S. *The Myth of Mental Illness: Foundations of a Theory of Personal Conduct.* New York: HarperCollins 50th Anniversary Edition, 2011.

Torrey, F. E. *American Psychosis: How the Federal Government Destroyed the Mental Illness Treatment System.* New York: Oxford University Press, 2014.

——. *Freudian Fraud: The Malignant Effect of Freud's Theory on American*

Thought and Culture. New York: HarperCollins, 1992.

——. *The Invisible Plague: The Rise of Mental Illness from 1750 to the Present,* with Judy Miller. Brunswick, NJ: Rutgers University Press, 2002.

——. *Nowhere to Go: The Tragic Odyssey of the Homeless Mentally Ill.* New York: Harper Collins, 1988.

——. *Out of the Shadows: Confronting America's Mental Illness Crisis.* New York: John Wiley & Sons, 1996.

War Department Bulletin, *Medical 203*—Office of the Surgeon General, Army Service Forces. "Nomenclature of Psychiatric Disorders and Reactions." *Journal of Clinical Psychology* 56, no. 7 (2000): 925–934.

Ward, M. J. *The Snake Pit.* New York: Random House,1946.

Weissman M. M., J. C. Markowitz, and J. C. Klerman. *Comprehensive Guide to Interpersonal Psychotherapy.* New York: Basic Books, Perseus Books Group, 2000.

Wikipedia https://en.wikipedia.org/wiki/Main_Page.

Zubin, J. "Cross-National Study of Diagnosis of the Mental Disorders: Methodology and Planning." *American Journal of Psychiatry* 125 (1969): 12–20.

索引

（条目后的数字为原著页码，即本书边码）